针灸推拿诊治与康复治疗

ZHENJIU TUINA ZHENZHI YU KANGFU ZHILIAO

林慧敏　等 主编

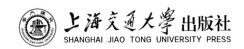
上海交通大学 出版社
SHANGHAI JIAO TONG UNIVERSITY PRESS

内容提要

本书作为一本专科书籍，开篇介绍了针灸、推拿治疗的基础内容，包括针法、灸法、推拿手法，使读者系统掌握针灸、推拿的整体脉络；然后详细介绍了心脑系病证、肺系病证、脾胃系病证、肾系病证的针灸治疗，内容涉及各种病证的临床诊察、辨证分型及选穴治疗；而后又介绍了儿科病证及急性病证的推拿治疗，内容包括各种病证的病因病机、诊断与鉴别诊断、治疗及注意事项；最后简要叙述了常见病证的传统康复治疗。本书适用于广大针灸、推拿临床工作者阅读使用。

图书在版编目（CIP）数据

针灸推拿诊治与康复治疗 / 林慧敏等主编. --上海 ：
上海交通大学出版社，2021
ISBN 978-7-313-25756-7

Ⅰ．①针⋯ Ⅱ．①林⋯ Ⅲ．①针灸疗法②推拿 Ⅳ.
①R245②R244.1

中国版本图书馆CIP数据核字（2021）第223517号

针灸推拿诊治与康复治疗
ZHENJIU TUINA ZHENZHI YU KANGFU ZHILIAO

主　　编：林慧敏 等
出版发行：上海交通大学出版社　　　　　　地　　址：上海市番禺路951号
邮政编码：200030　　　　　　　　　　　　电　　话：021-64071208
印　　制：广东虎彩云印刷有限公司
开　　本：710mm×1000mm 1/16　　　　　经　　销：全国新华书店
字　　数：217千字　　　　　　　　　　　　印　　张：12.5
版　　次：2023年1月第1版　　　　　　　　插　　页：2
书　　号：ISBN 978-7-313-25756-7　　　　 印　　次：2023年1月第1次印刷
定　　价：198.00元

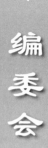

主编简介

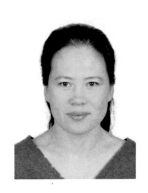

◎林慧敏

　　女，副主任医师。毕业于山东第一医科大学（原泰山医学院）临床医学专业，本科学历。现任职于山东省日照市中医医院针灸科，兼任山东省针灸学会外治委员会委员。擅长针灸、推拿治疗中风后遗症、颈椎病、腰椎间盘突出症、骨性关节炎、面神经炎、面肌痉挛、失眠、慢性胃炎、肠炎、月经不调、痛经，推拿治疗小儿腹泻、疳积、咳嗽、发热、斜颈等疾病。发表论文6篇，出版著作2部。

前言
FOREWORD

　　针灸推拿学是一门以中医理论为指导,研究针灸方法、推拿手法作用于穴位或部位,以达强身健体、防治疾病目的的临床学科。针灸、推拿是祖国医学的重要组成部分,适用于各种疾病的治疗,且疗效迅速显著,又因其无药物毒副作用而被称为"绿色疗法",历经数千年而不衰。

　　针灸起源于中国,历史悠久,新石器时代已萌发了针刺法,晋代出现了以皇甫谧《针灸甲乙经》为代表的针灸学著作,唐代医学家孙思邈在其著作《备急千金要方》中绘制了彩色的"明堂三人图",并提出"阿是穴"的取法及应用。到了宋代,著名针灸学家王惟一编撰了《铜人腧穴针灸图经》,明代针灸的发展达到鼎盛时期。

　　推拿又称"按摩"。推拿的起源可以追溯到远古时期。西汉时期由史学家司马迁撰写的《史记》一书中记载了秦代名医扁鹊用按摩疗法,治好了虢太子的尸厥症。到隋唐时期已设立了按摩专科。宋金时期,推拿得到了大力推广。

　　近年来,随着医疗科技的迅速发展和中医事业的振兴,针灸推拿学与现代化医疗科技交叉渗透,得到了迅速发展,并率先走向世界,为人类健康事业做出了贡献。为帮助新时代的针灸、推拿工作者更好地继承发扬传统医学中的宝贵经验,掌握现代科技赋予针灸、推拿的新内涵,我们特组织编写了《针灸推拿诊治与康复治疗》一书。

　　本书开篇介绍了针灸、推拿治疗的基础内容,包括针法、灸法、推拿手法,使读者系统掌握针灸、推拿的整体脉络;然后详细介绍了心脑系病证、肺系病证、脾胃系病证、肾系病证的针灸治疗,内容涉及各种病证的临床诊察、辨证分型及选穴治疗;而后又介绍了儿科病证及急性病证的推拿治疗,内容包括各种病证的病因病机、诊断与鉴别诊断、治疗及注意事项;最后简要叙述了常见病证的传统康复治疗。在编写过程中,编者们吸收了近年来针灸、推拿技术发展的先进成果,依照"精理论,强实践"的原则,使本书具有较强的科学性和系统性,内容丰富,论述深入浅出,实用性强,适合广大针灸、推拿临床工作者阅读使用。

　　由于编者们时间仓促、学识水平有限,加之编写经验不足,书中难免存在不足之处,恳请广大读者批评指正。

《针灸推拿诊治与康复治疗》编委会
2021 年 9 月

目录
CONTENTS

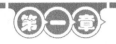

针　法

第一节　得气和针感

在针刺过程中采用相应手法,使患者针穴局部和所属经脉出现某些感觉,并取得一定疗效的反应,古时称之为"得气"或"气至",目前则称为"针刺感应",又简称为针感。

一、得气的临床表现

得气出自《黄帝内经素问·离合真邪论》:"吸则内针,无令气忤,静以久留,无令邪布,吸则转针,以得气为度。"得气是由医患双方在针刺过程中分别产生的主观感觉与客观效应组成的,可通过各种临床表现而察知。

(一)患者的主观感觉

在针刺之后,患者针穴局部和所属经脉路线上可出现不同性质的针刺感觉,主要有酸、胀、重、麻、凉、热、痒、痛,局部肌肉松弛或紧张,甚而有上下传导的触电感、水波样感和气泡串动样感,有时还可出现蚁走样感或跳跃样感等。

1.不同性质的针感

不同性质的针感与机体反应性、病证性质和针刺部位有密切关系,并与相应手法的操作有关。酸感多见于局部,有时亦可放散至远端,特别在深部肌层、四肢穴位处多见,腰部次之,颈、背、头面、胸腹少见,四肢末梢一般无酸感出现。胀感较多见于局部,多在酸感出现前感知,时而呈片状向四周放射,犹如注射药液所呈现的物理压迫感,常现于四肢肌肉丰厚处。重感即沉重的感觉,犹如捆压,多见于头面、腹部,以局部为主,基本上不放射。麻感呈放射状态,多见于四肢肌肉丰厚处,呈条状、线状或带状等。痛感多见于局部,以四肢末端或痛感敏锐处为重,如十二井穴、水沟、涌泉、劳宫等。在针尖触及表皮时间较长,或手法不当,或针尖触及骨膜、血管时,亦可出现痛感。

触电样针感呈放射状,可快速放散至远端,多见于四肢敏感穴位,刺及神经干处亦可引起触电样感觉,时而会引起肢体搐动,患者常表现为不舒适的反应。水波样或气泡串动样感觉,常在四肢和肌肉丰厚处出现,可上下循经传导,患者感到舒适。痒感和蚁走感常出现在留针期间,皮肤瘙痒难忍,犹如虫蚁上下走行。跳跃感指肌肉的跳动或肢体不随意的上下抽动,亦为施行较强手法后所出现的一种针感。

2.不同程度的针感

针感的程度与患者体质、病证性质和针刺耐受性有关。患者体格强壮、对针刺敏感或不耐针刺者,针感多明显强烈;患者体格弱,对针刺反应迟钝。耐受针刺者,针感多不明显,甚而微弱不现。寒证、虚证为阴,得气后多呈酸、麻、痒感;热证、实证为阳,得气后多为胀、涩、紧张、抽动,甚而有触电感。

针感的强度是由针刺手法操作的指力、针刺的深浅、针刺手法操作持续的时间,以及个体对针刺的敏感程度组成的。一般来说,指力强,所获针感亦强,但个体对针感很敏感,即使针刺指力很轻,也能获得较强的针感。因此,医师必须密切注视个体对针感的敏感程度,给予恰当的指力,以获得适宜的针感强度,才能收到良好的治疗效果。

针感强者,适用于治疗急性病、实证和体质壮实者;针感柔和,适用于治疗慢性病、虚证和体质虚弱者。但是虚实有程度之别,有局部与全身之分,因此针感强度亦随之而异。如在临床针刺时,病情缓解时间短暂,说明针感强度不足,应结合病情,加强指力或延长手法操作时间。反之,针刺后病情反而加剧,过几小时或1～2天病情逐渐减轻,则说明针感过强,应予减轻指力或缩短操作时间。

(二)医师的手指触觉和客观诊察

医师通过自身的手指触觉,常可掌握针下得气的情况。通过医师持针的手指触觉,在针下得气后常有一种"如鱼吞饵"的感觉出现,此时针下由原来的轻松虚滑慢慢变为沉紧重满。充分运用押手的指感,亦可辨析得气的情况,如可触知肌肉紧张、跳动和搏动感,所谓"如动脉状"者即是得气征象。

在临床上,望、触、问诊是医师辨析得气常用的方法,可结合应用。诸如应用透天凉手法后,皮肤温度会有所下降,患者诉局部有吹凉风似的感觉;用烧山火或其他诱导热感的手法后,皮肤温度会有所上升,患者诉局部或全身有温热感觉,甚而可有出汗湿润、面部烘热等,这都需要通过仔细诊察而得知。

医师随时注视患者的面部表情,是及时掌握手法轻重和得气程度的方法。针感徐缓而至,患者感觉舒适,面部则呈现平稳坦然的表情;针感紧急而至,过于强烈,患者不堪忍受时,则可出现痛苦的表情,如蹙眉、咧嘴,甚而呼叫啼哭,此时医师即须停针观察。

在针刺过程中,针刺得气还可通过一些客观征象表现出来,如肌肉的颤动、蠕动和肢体抽搐、跳动等。诸此针感的表现与针刺得气的性质、手法刺激强度等有关(表1-1)。

表 1-1 得气的客观征象

征象	刺激强度	得气情况	详细内容
局部紧张	轻	气至,多为胀麻复合	针周围沉紧,局部微感坚实
局部颤动	较轻	多为麻感,不放散	局部附近颤动轻微,只有手触才能知道,特别是在经脉线上
附近抽动	较重	多为麻感,并传导	较上述感觉明显,多与针体转动同时出现,多为断续呈现
抽搐	重	多为麻感,多向一定方向放散	可明显看到,有时在局部,有时在远端可见
抽动	很重	多为麻的复合感,传导快,近似触电样	清晰可见,患者很难忍受,可因肢体抽动而弯针
肢体跳动	非常重	触电样感	肢体猛烈跳动,有的离床很高。多在针环跳、委中、合谷等大穴时出现

从表1-1可见,手法轻柔时,局部紧张或肌肉颤动;手法较重时,肌肉呈搐动、抽搐样;手法很重时,则肢体可上下跳动。如针刺三阴交、极泉,治疗上下肢瘫痪时,可见上下肢连续抽动。又如施以行气针法时,针肩髃可触及腕部肌肉颤动,针环跳可触及踝部昆仑穴处肌肉颤动等。

值得指出的是,不少患者在针刺后常没有明显的针感,但其症状可明显缓解或消失,临床体征有所改善,功能有所恢复。这种现象出现在远端取穴和耳针、腕踝针、眼针、头皮针等施术过程中,称为"隐性气至"。在中风偏瘫治疗时,取对侧顶颞前斜线,用抽气法或进气法,针下有吸针感而局部并无明显感觉,患者肢体运动功能迅速恢复,即是其例。因此,我们强调"气至而有效",并不是要求每个患者都要有强烈的针感,而是要在针刺适度、取穴得当的前提下,去寻求有效的得气感应,从而提高疗效。从这个意义上说,"有效即得气"的观点无疑是正确的。

二、针感的获得、维持和辨识

自古以来,历代医家就很重视得气,可以说一切针刺操作方法都是围绕"得气"而进行的。有关得气的相应手法,可分为候气法、催气法、守气法等。

(一)针感的获得和维持

1.候气法

在针刺过程中,静候气至的方法称为候气法。一般而言,具体的候气方法是以留针(包括静留针和动留针)的方法来实施的。

2.催气法

催气法是针刺入穴后,通过相应手法,促使经气流行、气至针下的方法。催气法常在针刺未得气时应用。明代陈会《神应经》首倡催气之法。常用的催气手法有行针催气法、押手催气法、熨灸催气法3种。

(1)行针催气法:包括适度的捻转、提插、颤法(震颤术)、捣法(雀啄术)、飞法(凤凰展翅术)和弹针、刮针等,徐出徐入的导气法亦属此范畴。一般而言,频率快、幅度大、用力重者,针感可疾速而至,针感较为强烈;频率慢、幅度小、用力轻者,针感徐缓而至,不甚强烈。颤法、捣法、飞法针感明显,弹、刮之术针感较为平和。

(2)押手催气法:包括爪切、循摄、按揉穴位等方法,弹穴法亦属此范畴。诸此方法在未得气时应用,可催使针下得气;若在得气后应用,又可促使经气流行、上下传导。一般来说,上述方法都应和行针催气法结合使用,是按摩与针刺配合的过程。循法、按法的作用相对缓和,爪切、摄法则作用较强。

(3)熨灸催气法:熨法指用温热物体(如炒盐、炒药、热水袋)用布包裹后,贴敷穴位、经脉,或上下来回移动,以促使针下得气的方法。灸法常用回旋悬灸法,艾条熏灸针穴四周,并配合行针,促使针下得气。上述两法常用于虚证、寒证。

上述诸法在使用时,宜因人、因病、因穴而异,根据针下得气的具体情况灵活掌握。

3.守气法

在针刺得气后,慎守勿失、留守不去的方法,即守气法。

(二)针感性质和相应手法

在针刺过程中,可根据不同性质的针感情况,采用捻转、提插和押手等方法,来进行调节,以达到预定的要求。

1.酸感

要促使酸感的产生,押手的运用至关重要。如针下出现麻感,押手要用力重些;如针下出现胀感,押手要用力轻些。此时,可将针向一方捻转,如捻转后出现痛感,则较难再出现酸感。如经捻转后胀感明显,可将捻针的动作改为小幅度高频率提插。如仍不成功,可按上法反复进行操作,但必须注意针向始终不变。

2.胀感

要促使针下产生胀感,需重押其穴,边捻针(向一个方向)边按押。如仍不成功,则可结合小幅度高频率提插手法,同时注意针尖方向始终不变的状态。

3.麻感

如针下未取得麻感时,可不用押手,或用轻柔力量的押手,捻转角度要大些,提插幅度要大些,但其速度可以不拘,针尖方向要根据针感具体情况灵活变动。

4.痛感

在出现痛感时,要尽力避免和缓解之。除四肢末端穴必见疼痛之外,其他穴位如呈疼痛,可将示、中二指放在针柄一边(其间要保持一个手指的间隙),拇指放在另一边(对准这个间隙),三指如此持针固定针体,同时相向用力,按针柄2~3次即可缓解疼痛。或用拇指轻弹针柄,或提针豆许,亦有缓解疼痛的作用。

5.触电样感

一般应避免发生,如行"气至病所"手法时,也要适当控制手法强度,用力过强或提插幅度大时,就容易引起触电样针感。对反应敏感者尤须十分小心,四肢针感较强处提插幅度不可过大,严禁盲目捣动,同时要注意押手固定,以免因肢体抽动而弯针。

6.水波样或气泡串动样针感

如基础针感是麻感,在出现麻感的瞬间,可将右手示、中二指靠在针柄一边,用右手拇指指甲缓缓地上下刮动针柄。同时,还要根据基础针感的不同,一边刮针,一边上下捣动(幅度要小),如此则多有麻感并向远端放散。以柔和而均匀的手法刺激,连续作用于穴位和所属经脉上,就可出现水波样或气泡串动样的舒适针感。

7.凉感和热感

一般而言,胀感和酸感是热感的基础,麻感是凉感的基础。推而内之,即进针得气后缓缓压针1~2分钟,将针刺入应刺的深度易获热感。动而伸之,即将针刺入应刺的深度,得气后将针慢慢提至天部(1~2分钟),易获凉感。个体对针刺敏感者,易获各种针感。个体对针刺不敏感者,欲获热感、凉感就不太容易。

对于这种患者,欲获热感而不至者,可配合温针灸;欲获凉感而不至者,可以配合放血。

如将以上针感根据不同性质加以分类,可参见表1-2。

表 1-2　针感性质和相应手法

分类	感觉部位	提插幅度	提插速度	捻转角度	针上用力	押手
酸、胀、重、热	多在局部	较大	较大	较大	重	重
痒、麻、蚁走样、水波样、凉、触电样	多呈放射状	较小	较小	较小	轻	轻

针感的产生,就其过程分析似乎呈现以下的规律性:针刺后多出现麻、酸、胀感。酸胀感为热感基础。为使气传至病所,往往要使之出现麻感,待气至病所后,按上法可使之改变为胀、酸,进而转化为热感。如出现麻感后,由于其手法用力强弱的不同,可能逐次出现蚁走感、水波样感、触电样感。

(三)不同性质的针感及其适应证

1.酸胀感

临床经常混合出现。柔和的酸胀感,适用于治疗虚证、慢性病和体虚者。以此治疗虚证者,针后感到舒服。

2.麻、触电感

针感强烈,适用于治疗实证、急性病和体质强壮者。如针刺环跳穴,寻找触电感,传导至足,对坐骨神经痛、癔症性瘫痪尤宜,但当剧痛消失后仅残留微痛或足外麻木时,则不相适宜。又如针刺环跳,针感传至少腹可治肾绞痛、经闭实证等。

3.热感

适用于治疗寒证,包括虚寒证、寒湿证以及风寒证,如寒湿痹证、寒湿腹泻、肾虚腰痛、面瘫后遗症的风寒证,以及麻痹和肌肉萎缩等。

4.凉感

适用于治疗热证,包括风热证、火热证、毒热证、燥热证等。如风热感冒、咽痛,风火、胃火牙痛,肝郁风火所致的高血压头痛,偏头痛的火热证等。

5.抽搐感

适用于治疗内脏下垂,如胃下垂、子宫下垂。

6.痛感

针刺手足部的井穴、十宣、涌泉,面部的水沟,耳穴与尾骶部长强穴时,主要是痛感。

(四)得气的辨识

得气是针刺取效的关键,得气与否及其气至迟速往往决定了针刺后疾病的变化和预后状况。

1.辨气法

针刺得气以后,通过医师指感以分析辨别针下不同性质感应,从而决定相应手法的过程,称为辨气法。针灸界历来有"刺针容易辨证难,辨证容易取穴难,取穴容易补泻难,补泻容易辨气难"的说法,说明辨气之紧疾、徐和,分析辨识其邪气、谷气的不同,是针灸医师必须掌握的方法。

2.辨气要治神调息,静意视义

辨气必须治神调息,全神贯注,静察针下感觉。

3.谷气和邪气

所谓"谷气"者,即为徐缓而至、柔和舒适的得气感应;此时针下沉紧,但仍可上下提插、左右捻转,而医师指下无阻力感,欲守气时则持针不动,针下仍有持续不断的舒适针感产生。所谓"邪气"者,即为疾速而至、坚搏有力的得气感应;此时针下涩滞不利,捻转提插有阻力感,勉强操作可引起局部滞针和疼痛。

4.辨气和辨证

辨气的过程也是辨别病证虚实、病邪寒热的过程。一般而言,气已至如鱼吞饵,沉紧重满;气未至如闲处幽堂,轻浮虚滑。虚证,针下松弛,如插豆腐,针感每多迟缓而至;实证,针下紧涩,针感每疾速而至,捻转提插不利。寒证,针体可自动向内深入,称为吸针;热证,针体可自动向外移动,称为顶针。阳气盛者针感出现较快,阴阳平衡者针感适时而至,阳气衰者则针感出现较慢。

5.辨气的意义

(1)指导手法的应用:如针下松弛、针感迟缓时,可加强押手力量,或加灸法以补虚;如针下紧涩、针感疾至时,可减轻押手力量,或加用刺血法以泻实。针体内吸为寒,宜久留针,深刺之,所谓"寒则深以留之";针体外顶为热,宜疾出针,浅刺之,所谓"热者浅以疾之"。如谷气徐缓而至,可用徐入徐出的导气法;如邪气紧疾而至,则可留针数分钟,或在穴旁爪切、刮弹针柄,令气血宣散。

(2)病情预后的判断:辨气至之迟速,可帮助病情预后的判断。

三、循经感传和气至病所

针刺得气后,采用相应手法使针感沿经脉循行路线向病所或远处传导的现

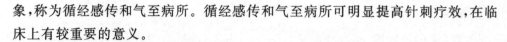

象,称为循经感传和气至病所。循经感传和气至病所可明显提高针刺疗效,在临床上有较重要的意义。

(一)行气法的应用

促使经气循经传导,甚而直达病所的针刺手法称为行气法。行气法包括捻转、提插、针刺方向、龙虎龟凤、运气法、进气法,以及循、摄、按压、关闭、接气通经等,在临床上可根据具体情况结合应用。

1.针刺方向

针刺达到一定深度,行针得气后,将针尖朝向病所,常可促使经气朝病所方向传导。汪机《针灸问对》云:"得气,便卧倒针,候气前行,催运到于病所。"此即针向行气法。一般来说,针尖方向与针感传导方向相一致。在临床上,可在进针时即将针尖直指病所,然后行针得气,得气后再用行气手法逼气上行至病所。在针尖不离得气原位时,亦可向相反方向搬动针柄,来调节针感传导,但仅适用于浅刺而患者反应敏感的情况。如针尖离开得气原位,可将针体提出一段,然后改变针向,向下按插,另找基础针感,此法则用于深刺或上法无效时。在应用此法时,提插幅度要小,多向下用力,要配合押手,竭力避免酸感。

2.捻转提插

捻转提插是以针向行气为基础,激发循经感传的主要针刺手法。在临床上,可用右拇指指腹将针柄压于右示指指腹上,示指不动,拇指指腹沿示指指腹将针柄来回提插(进退)捻转。一般来说,捻转提插的幅度宜小,频率宜快,使之维持中等以下的刺激强度,如此可促使针感循经传导。

3.按压关闭

充分运用押手,按压针柄或按压针穴上下,以促使针感向预定方向传导,是临床常用的辅助手法。按压针柄法即医师将中指和无名指放在针柄之下,示指按压针柄,持续按压10~20分钟;此法要在针向行气基础上进行,其用力大小可根据得气感应的强弱程度来决定。按压针穴法即用左手拇指按压针穴上下,关闭经脉的一端,并向经脉开放的一端缓缓揉动,向针尖加力的方法;在具体操作时,用力要适当,关闭、引导和指尖揉动要密切配合,可与循摄引导相结合。

4.循摄引导

本法可在进针前或进针得气后应用,可促使针感传导。在进针前,先循经脉路线用拇指指腹适当用力按揉1~2遍,再用左手拇指指甲切压针孔,直至出现酸麻胀感沿经传导,再行进针。在进针得气后,可将左手4个手指(除拇指外)垂直放在皮肤上,呈"一"字形排开,放在欲传导的经脉上,在行针(捻转提插)的同时一起加力揉动,或逐次反复加力。如用于针距病所较远时,手指位置在经脉路线上亦可以不固定,而是在其适当部位(如较大穴区或针感放散受阻部位)进行循、摄、按揉。也可不用四指只用二三指,放在腧穴中心点上,此法多用于头面部及针距病所较近时。

5.呼吸行气

在临床上,配合呼吸激发经气达到气至病所的目的,是行之有效的方法。古代有抽添法和接气通经法,即以提插和呼吸配合,以激发经气的针刺手法。此外,运气、进气之法亦须嘱患者深吸气,配合进针以激发经气。现代临床可嘱患者先呼气一口,再缓缓深长地吸气,下达于丹田;或先吸气,吸气完毕后,再用力缓缓地自然呼气(吐出)。随其呼气,向下捻按,提针豆许向病所,是为补法;随其吸气,向上捻提,无得转动,是为泻法。

此外,还可采用龙虎龟凤等飞经走气法,促使经气通关过节,循经感传。

(二)行气法的注意事项

在临床采用各种行气手法时,要注意以下几个方面。

1.环境安静和体位舒适

在临床上,安静的诊疗环境,可使患者在神情安定的状态下接受针刺治疗,如此则身心放松,神朝病所,并能仔细体察针感,容易得气而使气至病所。针刺前,要合理处置患者的体位,嘱其宽衣松带,保持平稳舒适的姿态。有不少患者采用平卧体位后接受针刺,容易激发循经感传。

2.言语诱导和入静放松

针刺前,医师要耐心引导患者,说明其病变之来由和针刺治疗的效应,解除其心理负担和对治疗的疑虑,同时可适当配合言语诱导,以配合行气手法操作。引导内容可包括针感程度和性质、传导方向和部位,以及针感传导和维持的时间等方面。既不能用暗示,又要注意引导,其方法要巧妙。患者在进针后,必须令其充分放松,可用意守丹田或三线放松功法,使患者处于"入静"状态,亦即"缓节柔筋而心调和"的状态,以配合行气手法,诱发气至病所。

3.取穴准确和基础针感

在和病所相关的经脉上,根据辨证结果,正确地循经选穴取穴,做到病、经、穴三者吻合,是气至病所的必要前提。一般来说,四肢穴位、肌肉丰厚处,针感明显者容易获得气至病所的效应,且易控制感传方向。要促使气至病所,其针感不能过强。如手下感觉过于紧涩,常不易获得针感传导;手下感觉略显沉紧,患者主诉有轻、中度麻酸胀感时,则较易引发循经感传。在临床上,掌握基础针感的性质,对气至病所极为重要。欲使针感放散,常首先要找到麻感,使之向一般部位传导,然后再改变手法使之向预定方向传导。如见明显酸感,可根据具体情况进行调节,务必保持良好适度的基础针感,是行气至病所的重要条件之一。

第二节 进 针

一、持针法

持针法是医师操作毫针保持其端直坚挺的方法。临床常用右手(刺手)持针,以三指持针法为主。"持针之道,坚者为宝"是持针法操作的总则。同时,医师持针应重视"治神",全神贯注,运气于指下,勿左顾右盼,以免影响针刺疗效,给患者造成不必要的痛苦。

(一)方法

1.两指持针法

用拇指、示指末节指腹捏住针柄,适用于短小的针具(图1-1)。

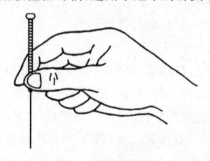

图1-1 两指持针法

2.三指持针法

用拇指、示指、中指末节指腹捏拿针柄,拇指在内,示指、中指在外,三指协同,以保持较长针具的端直坚挺状态(图1-2)。

3.四指持针法

用拇指、示指、中指捏持针柄,以无名指抵住针身,称四指持针法。适用于长针操持,以免针体弯曲(图1-3)。

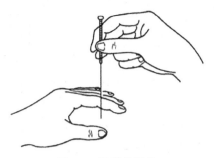

图 1-2 三指持针法

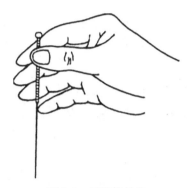

图 1-3 四指持针法

4.持柄压尾法

用拇指、中指夹持针柄,示指抬起顶压针尾,三指配合将针刺入。适用于短针速刺(图 1-4)。

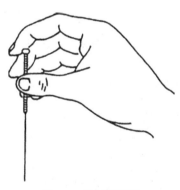

图 1-4 持柄压尾法

5.持针身法

用拇、示两指捏一棉球,裹针身近针尖的末端部分,对准穴位,用力将针迅速刺入皮肤(图 1-5)。

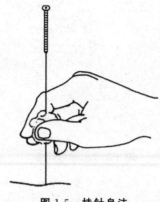

图 1-5　持针身法

6.两手持针法

用右手拇、示、中三指持针柄,左手拇、示两指握固针体末端,稍留出针尖1～2分许。适用于长针、芒针操持。双手配合持针,可防止长针弯曲,减少进针疼痛(图 1-6)。

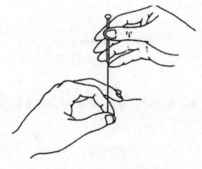

图 1-6　两手持针法

(二)临床应用

1.保持针体端直坚挺

应用以上诸法持针,可保持针体端直,避免进针与行针过程中针体弯曲。

2.有助于指力深透

各种持针法如应用得当,有助于医师灵活利用自己的指力、掌力、腕力,通过针体到达针尖,从而使针尖易于透皮,并透达至穴位深层,从而激发经气。

3.掌握针刺的方向和深浅

有经验的针灸师可通过持针之刺手,体察针刺方向、深浅及有效刺激量,尤其是针下如鱼吞饵的得气感。

4.催气、守气、行气

刺入一定深度后,刺手持针应用各种手法,可激发和维持针感,并使其循经传导甚而气至病所。

(三)注意事项

1.持针必须端正安静

刺手持针,进针前要调神安息,进针时宜心、手配合,进针后仍须全神贯注,如此才能达到针刺有效的目的。

2.持针必须正指直刺

刺手持针宜将针柄(或针体)固定,以保持针体端直坚挺,不致弯曲、歪斜。

二、押手法

押手法是医师用手按压、循摄穴位皮肤和相关经脉,以协同刺手进针行针的方法。临床常用左手按压、爪切穴位,称为押手。针刺时押手的正确运用,有揣穴定位、爪切固定、减轻疼痛、激发经气等实际意义。历代医家如窦汉卿、杨继洲、高武、汪机,以及近现代医家周树冬、赵缉庵、陈克勤等均重视押手的应用,在具体操作上又有较多补充和发展。

(一)方法

押手一般可分为指按和掌按两法,常用左手按压、爪切,也有用右手为押手者。

1.指按法

指按法为进针时用左手手指按压的方法。

(1)单指押手法:用左手拇指或示指定穴位后,用指尖按压、爪切穴位。适用于一般情况。

(2)双指押手法:用左手拇指、示指按住穴位两侧,并向外用力将皮肤撑开,以固定穴位,便于进针。适用于肌肉松弛、肥厚处的穴位,以及长针深刺。

2.掌按法

掌按法为用左手手掌按压穴位左下方,以固定穴位、协同进针的方法。

(1)左手掌位于穴位左下方,拇、示二指位于穴位上下,绷紧皮肤,固定穴位,其余三指自然屈曲或伸开放平,尽量扩大与皮肤接触的面积。进针时,可用其余三指在穴位周围等处频频爪刮、轻弹,或用力点按。押手与刺手同时用力向下,在双手配合下,针尖随之迅速透皮。

(2)左手掌位于穴位左下方,示、中二指位于穴位皮肤两侧,用示指重按穴位,中、示二指紧夹针体末端(近针尖处),再用左手拇指抵住右手的手掌心处,以协同右手进针。进针时,左手两指紧压穴位,拇指紧抵右手掌心,可减轻疼痛,固定穴位,尤宜于长针。这是近代医家赵缉庵常用的押手法,姑且称之为"赵缉庵押手法"。

(二)临床应用

1.揣穴定位

临床常用左手揣穴,取定腧穴的部位,或两手配合分拨、动摇、旋转、循按,使穴位显露,并避免刺入肌腱、血管、关节、骨骼等处而造成损伤。

2.减轻进针疼痛

用左手手指爪切或手掌按压穴位,或在进针时按揉穴位,使局部感觉减退,可减轻针刺疼痛,甚而达到无痛。双手配合,是无痛进针的重要方法之一。

3.辨别得气

进针之前用左手揣揉按压穴位,或在进针后用左手循摄穴位相关经脉,可激发经气,迅速获得针感,如左手指下有如动脉搏动一样的感觉,即是气至的征象。许多有经验的针灸医师,都通过手指触觉来体会"气至"感应,如穴周肌肉有抽动、跳动感等。

4.减轻组织损伤

临床正确应用押手固定穴位,可协同掌握针刺方向和深浅,减轻因手法过强而引起的肌肉挛缩和局部出血,从而减轻组织损伤所引起的疼痛,以及滞针、弯针、折针等意外情况的发生。

(三)注意事项

(1)一般情况下,应双手协同进针,左手按穴,右手持针刺入。如双手同时持针操作,可分别用左右手的小指或无名指按压穴位,以代替押手。

(2)押手用力宜与刺手配合,适度而施。或双手同时用力下压,或左手稍稍放松、右手持针向下刺入,总以方便进针为原则。

三、进针法

进针法又称下针法,是将毫针刺入穴位皮下的技术方法。临床常用的进针法有双手、单手、管针 3 类。若从进针速度而言,又有快速进针与缓慢进针的区别。不论哪一种进针法,其关键在于根据腧穴部位的解剖特点,选择合适的毫针,并重视"治神"和左右手的配合,以达到无痛或微痛的进针。

历代医家重视进针方法的应用,但多散见于文献各处。唯清代周树冬《金针梅花诗钞》中专列"进针十要",分为端静、调息、神朝、温针、信左、正指、旋捻、斜正、分部、中十方面内容,对临床从事针灸工作者有一定指导意义。现代各家尤其重视无痛进针,在快速进针等法的应用方面有较多发展。

(一)方法

1.双手进针法

双手进针法即左手按压爪切,右手持针刺入,双手配合进针的操作方法。

(1)爪切进针法:又称指切进针法,临床最为常用。左手拇指或示指的指甲掐切固定针穴皮肤,右手持针,针尖紧靠左手指甲缘迅速刺入穴位(图1-7)。

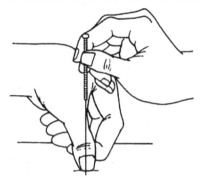

图1-7 爪切进针法

(2)夹持进针法:多用于3寸以上长针。左手拇、示二指捏持针体下段,露出针尖,右手拇、示二指持针柄,将针尖对准穴位,双手配合,迅速将针刺入皮内,直至所要求的深度(图1-8)。

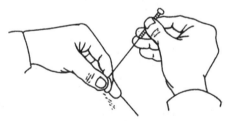

图1-8 夹持进针法

(3)舒张进针法:左手五指平伸,示、中二指分张置于穴位两旁以固定皮肤,右手持针从左手示、中二指之间刺入穴位(图1-9)。行针时,左手中、示二指可夹持针体,防止弯曲。此法适用于长针深刺。对于皮肤松弛或有皱褶处,用左手拇、示二指向两侧用力,绷紧皮肤(图1-10),利于进针,多用于腹部穴位的进针。

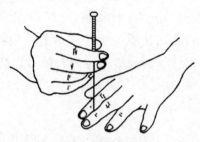

图 1-9　舒张进针法

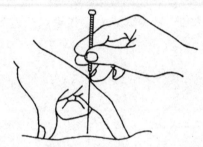

图 1-10　舒张进针法(皮肤松弛或有皱褶处)

(4)提捏进针法:左手拇、示二指按着针穴两旁皮肤,将皮肤轻轻提捏起,右手持针从提起部的上端刺入。此法多用于皮肉浅薄处,如面部穴位的进针(图 1-11)。

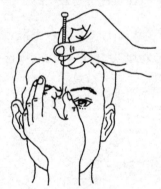

图 1-11　提捏进针法

2.单手进针法

多用于较短的毫针。用右手拇、示二指持针,中指端紧靠穴位,指腹抵住针体中段;当拇、示二指向下用力按压时,中指随之屈曲,将针刺入,直刺至所要求的深度。此法三指两用,在双穴同进针时尤为适宜(图 1-12)。

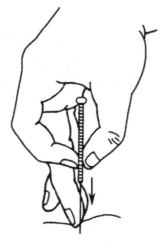

图 1-12 单手进针法

尚有梅花派单手进针法,其操作技术为用拇、示二指夹持针体,微露针尖两三分;用中指尖在针穴上反复揣摩片刻,发挥如同左手的作用,使局部有酸麻和舒适感。然后将示指尖爪甲侧紧贴在中指尖内侧,将中指第1节向外弯曲,使中指尖略离开针穴中央,但中指指甲仍紧贴在针穴边缘,随即将拇、示二指所夹持的针沿中指尖端迅速刺入,不施旋捻,极易刺入。针入穴位后,中指即可完全离开应针之穴,此时拇、示、中三指即可随意配合,施行补泻。

3.管针进针法

将针先插入用玻璃、塑料或金属制成的比针短3分左右的小针管内,放在穴位皮肤上,左手压紧针管,右手示指对准针柄一击,使针尖迅速刺入皮肤,然后将针管去掉,再将针刺入内(图1-13)。此法进针不痛,多用于儿童和惧针者。也有用安装弹簧的特制进针器进针者。

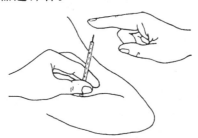

图 1-13 管针进针法

4.快速进针法

除上述爪切进针、夹持进针、管针进针之外,还可采用以下两种方法快速刺入。

（1）插入速刺法：医师用右手拇、示二指捏住针体下端，留出针尖两三分，在穴位切痕上猛急利用腕力和指力快速将针尖刺入皮肤。

（2）弹入速刺法：左手持针体，留出针尖两三分，对准穴位；右手拇指在前、示指在后，呈待发之弩状，对准针尾弹击，使针急速刺入皮下。可用于 2 寸以下的毫针，对易晕针者和小儿尤宜。

5.缓慢进针法

原则上进针宜迅速穿皮而无痛，但对于一些特殊部位仍宜缓慢进针，亦即"下针贵迟，太急伤血"之义。

（1）缓慢捻进法：左手单指爪切或双指舒张押手，右手持针稍用压力，轻微而缓慢地以＜45°角的手法，均匀捻转针柄，边捻边进，使针体垂直于皮肤，渐次捻刺皮内。进针时，不要用力太猛，捻转角度不可太大。

（2）压针缓进法：右手拇、示二指持针柄，中指指腹抵住针体，用腕力和指力不捻不转，缓慢进针匀速压入穴位皮内。针刺入皮内后，不改变针向，如遇有明显阻力或患者有异常感觉时，应停止进针。进针后不施捻转、提插手法。适用于眼眶内穴位及天突穴等（图 1-14）。

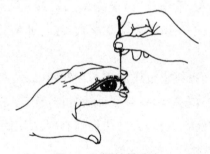

图 1-14　压针缓进法

（二）临床应用

进针法的合理应用，旨在刺入部位正确，透皮无痛或微痛，迅速取得针感。为此，根据不同情况选择应用相应的进针法，可达到以上所述的目的。

1.针具长度

2 寸以内的毫针，可采取爪切进针、单手进针和快速进针。2.5 寸以上的毫针，则宜采取夹持进针、缓慢捻进等进针法。

2.患者体质

小儿和容易晕针者，宜采用管针进针法；成人和针感迟钝者，则可采用其他各种进针法。

3.腧穴部位

腹部穴位及肌肉松弛处宜用舒张进针法,面部穴位及肌肉浅薄处宜用提捏进针法,眼眶内穴位及一些特殊穴位(天突)则宜用压针缓进法。目前,临床较常用的是爪切进针法、快速插入法和缓慢捻进法。

(三)注意事项

(1)进针必须持针稳,取穴准,动作轻,进针快(个别亦须慢)。

(2)进针必须手法熟练,指、腕、掌用力均匀。在双手进针时,押手爪切按压,刺手持针刺入,相互配合。

(3)进针前要对患者做好安慰工作,要求医患双方配合,进针时患者体位合适,切莫随意变动。

(4)进针时可配合咳嗽、呼吸等法,以减轻进针疼痛。随咳下针,还可激发经气。如针刺头额等痛觉敏感处,可屏息以缓痛。

第三节 针刺方向和深浅

进针入穴后,根据针刺治疗的要求和腧穴部位的特点,正确掌握针刺的方向和深浅,并根据针刺感应和补泻法等具体情况,适度调节针向和深浅,是获得、维持和加强针感的重要措施。

一、针向法

在进针和行针过程中,合理选择进针角度,及时调整针刺方向,以避免进针疼痛和组织损伤,获得、维持与加强针感的方法,即所谓针向(针刺方向)法。

(一)方法

1.进针角度选择法

进针角度选择法指进针时可根据腧穴部位特点与针刺要求,合理选择针体与表皮所形成角度的方法。一般分为直刺、斜刺和横刺 3 种(图 1-15)。

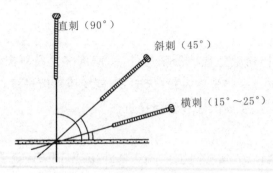

图 1-15　常用的 3 种进针角度

(1)直刺法:将针体垂直刺入皮肤,针体与皮肤成 90°。适用于大多数穴位,浅刺与深刺均可。

(2)斜刺法:将针体与皮肤成 45°左右,倾斜刺入皮肤。适用于骨骼边缘和不宜深刺者,如需避开血管、肌腱,也可用此法。

(3)横刺法:又称沿皮刺、平刺或卧针法。沿皮下进针,横刺腧穴,使针体与皮肤成 15°左右,针体几乎贴近皮肤。适用于头面、胸背及皮肉浅薄处。

2.针向调整法

针向调整法指针刺入穴位后,根据针感强弱及其传导方向等情况,及时提针、调整针向以激发经气的方法。

(1)针向催气法:在针刺入穴内一定深度,行针仍不得气,或针感尚未达到要求时,可提针至浅层,呈扇状向穴位深层再度刺入。

(2)针向行气法:行针得气后,为促使针感传导、控制感传方向,可搬倒针体、调整针向,使针尖对准病所(或欲传导之方向),再次刺入或按针不动。常配合应用摆、努、按、关闭、循、摄等辅助手法。

(二)临床应用

1.保证针刺安全,避免针刺疼痛

针刺时根据不同穴位组织结构与生理特点,严格掌握进针角度和针刺方向,可避免针刺疼痛和组织损伤,防止重要脏器的损伤。如肺俞、风门宜微斜向脊柱直刺 5 分至 1 寸,不可深刺以免损伤肺脏。哑门穴宜对准口部、耳垂水平进针,直刺 1 寸,不可向内上方深刺,以免损伤延髓。

2.通经导气

采取适当针刺方向,将针尖对准病所,再施行各种手法如循、摄、弹、摆、搓、捻转、按压关闭等,可促使经气运行,达到气至病所的目的。在得气基础上,针尖向上可使气上行,针尖向下可使气下行,往往较单纯应用循、摄等法为佳。

3.有效地发挥腧穴治疗作用

通过不同针向的针刺,可达到不同的针感,从而扩大腧穴主治范围,发挥其治疗作用。如秩边穴直刺,针感向下肢放射至足跟,可治下肢疼痛、瘫痪;向会阴部方向斜刺,针感可向外生殖器放射,治生殖器疾病;向内下方斜刺,针感向肛门部放射,可治脱肛、痔疮。

4.透穴而起到一针多穴作用

根据不同治疗要求,采取不同针向,一针透多穴,临床可用直刺、斜刺、沿皮刺,以及单向透刺、多向透刺等方法,疏通经络,调整气血运行,促使针感扩散、传导,达到更佳的治疗效应。

(三)注意事项

(1)针刺方向要根据施术部位、腧穴特点、病情需要、患者体质、形体胖瘦等具体情况决定,选择合适的角度进针。

(2)针刺方向要以能够得气为准则,不得气时要调整方向,使气速至,得气后则应固定针向,守气调气。

二、针刺深浅法

针刺深浅法是根据腧穴部位特点和病情需要,在针刺得气取得疗效前提下,结合患者体质、针刺时令等因素,正确掌握针刺深度的方法。

在皇甫谧《针灸甲乙经》卷三中,有342穴针刺深度的记述,后世诸家大多以此为据。近代以来,各穴针刺深度大多有增无减。但必须指出,针刺深浅应该正确掌握,以确保安全而取得针感为原则。

(一)方法

1.依据腧穴部位定深浅

一般肌肉浅薄,内有重要脏器处宜浅刺;肌肉丰厚之处宜深刺。如头面、胸背部及四肢末端腧穴当浅刺;腰背、四肢、腹部穴位可适当深刺。此即"穴浅则浅刺,穴深则深刺"。此外,还应根据经脉阴阳属性来掌握针刺深浅。一般来说,阳经属表宜浅刺,阴经属里宜深刺。

2.依据疾病性质定深浅

热证、虚证宜浅刺,寒证、实证宜深刺。如"脉实者,深刺之,以泄其气;脉虚者,浅刺之,使精气无得出。""气悍则针小而入浅,气涩则针大而入深。"表证,可浅刺以宣散;里证,宜深刺以调气等。总之,应辨疾病证候之性质来选择针刺深浅。

3.依据疾病部位定深浅

一般病在表、在肌肤宜浅刺,在里、在筋骨、在脏腑宜深刺。"刺骨者无伤筋,刺筋者无伤肉,刺肉者无伤脉,刺脉者无伤皮,刺皮者无伤肉,刺肉者无伤筋,刺筋者无伤骨。"

4.依据体质定深浅

一般肥胖、强壮、肌肉发达者,宜深刺;消瘦、虚弱、肌肉脆薄者,宜浅刺。成人宜深刺,婴儿宜浅刺。

5.依据时令定深浅

"春夏宜刺浅,秋冬宜刺深。""春气在毛,夏气在皮肤,秋气在分肉,冬气在筋骨,凡刺病者,各以其时为齐。故刺肥人,以秋冬之齐;刺瘦人,以春夏之齐。"《难经·七十难》解释说:"春夏者,阳气在上,人气亦在上,故当浅取之。秋冬者,阳气在下,人气亦在下,故当深取之。"

6.依据得气与补泻要求定深浅

针刺后浅部不得气,宜插针至深部以催气;深部不得气,宜提针于浅部以引气。有些补泻方法要求先浅后深,或先深后浅,此时应依据补泻要求定针刺深浅。

(二)临床应用

1.深浅刺法

根据病变深浅,分别采用浅刺与深刺,以治皮、肉、筋、脉、骨之疾。浅刺如毛刺、半刺、浮刺,深刺如输刺、短刺、关刺等;并灵活选择针具,浅刺用短毫针、锟针和皮肤针,深刺用较长的毫针、芒针等。

2.深浅补泻

结合营卫、徐疾等补泻法,补法从卫分(浅层)候气,泻法从营分(深层)候气。补法由浅层逐渐深入,三部进针,一部退针;泻法由深层逐渐退出,一部进针,三部退针。

3.透穴刺法

应根据病变深浅和腧穴部位特点,采取直刺深透、斜刺平透、横刺浅透。病在浅表、皮薄肉少,宜在浅层沿皮透刺,如地仓透水沟;病在肌肉、四肢穴位,宜斜刺平透,如合谷透后溪;病在肌腱关节,可直刺深透,如肩髃透极泉。

4.取穴处方

浅刺取穴宜多,可反复多行捻转,适用于病变后期、正气不足者;深刺取穴宜少,中病即止,注意掌握深度,勿盲目提插捻转,适用于病变进行期、邪气炽盛者。

5.深刺处方

如治中风假性延髓性麻痹吞咽困难,翳风穴用 3 寸针,向喉结方向进针2.25 寸,行小幅度、高频率捻转手法,配风池、完骨、内关、天柱、合谷、太冲等可取得佳效。针刺翳风穴深部可及颈内动脉,风池穴深部有椎动脉、椎静脉,从而可改善椎-基底动脉及颈内动脉的血液循环,获得临床效果。

又如通阳要穴大椎,取用以治失于温通之阳气郁闭证时,可在保证安全前提下适当深刺(一般可刺 2 寸)。并因其针刺角度不同而使针感向不同方向传导,从而达到预期的临床疗效。

(三)注意事项

(1)针刺深浅应以得气为准,并根据治疗要求,结合针刺方向和手法操作来掌握。

(2)针刺深浅宜确保安全,在各穴深浅分寸的标准范围内掌握。如确需深刺并超过界定范围者,必须认真仔细体察针下感觉,在充分掌握局部解剖特点的前提下进行操作,以免损伤重要脏器、血管、神经等组织。

(3)针刺深浅以病位深浅、病证虚实寒热为关键,病深则深刺,病浅则浅刺,以免犯"虚虚实实"之戒。

第四节　提插和捻转

进针后施以一定手法,促使针下得气,气至后又可行针,以加强针感,其基本手法是提插和捻转。提插和捻转手法,既可单独施行,又可合并运用。在临床上,提插、捻转兼施,用力均匀,速度缓慢,手法平和,即所谓导气法。

一、提插法

提插法包括上提和下插两个动作,即针体在腧穴空间上下的运动。《黄帝内经灵枢·官能篇》有"伸"和"推"的方法,但尚未述及提插之名。实际上,伸就是提,推就是插。提插法常称为提按法,琼瑶真人《琼瑶神书》就有"提提、按按"之称。提针和插针两者相对,一上一下,是进针达到一定深度后,在所要求的层次或幅度内反复操作的手法,与分层进退针不可混淆。

提插是针刺过程中具体行针的基本手法,陈会《神应经》用以催气,杨继洲《针灸大成》用以行气,泉石心《金针赋》则结合在"龙虎龟凤"四法中。后世在"推而内之则为补,动而伸之则为泻"(《难经·七十八难》)的启发下,将提插法应用于针刺补泻,发展为单式补泻手法的一种,并与徐疾、捻转、呼吸、九六补泻等结合,构成烧山火和透天凉等各种复式补泻手法。所以杨继洲《针灸大成》有"治病全在提插"之说,可见其在针刺过程中具有重要作用。

(一)方法

1.提插法

进针后,将针从浅层插至深层,再由深层提到浅层。前者为下插,又谓内、入、按、推;后者为上提,又称出、伸、引。下插与上提的幅度、速度相同,均匀不分层操作。如此一上一下均匀的提插动作,是为提插法(图1-16)。

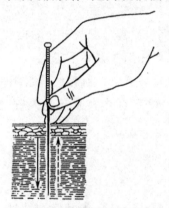

图 1-16 提插法

2.分层呼吸提插法

提插结合患者呼吸,并分层操作,提针与插针并无用力之不同。如先在人部(穴位中层)得气后,趁患者吸气时,提针退至天部;或趁患者呼气时,将针插至地部。如此反复进行,可促使经气运行。

(二)临床应用

1.催气

针刺未得气,可用提插、捻转结合,促使气至。单独运用提插手法,也有催气作用。

2.行气

在针刺得气基础上,针体在1分左右范围内连续均匀提插,可使针感扩散。

《针灸大成》云:"徐推其针气自往,微引其针气自来。"此即指提插可以行气,可使针感扩散,甚至循经感传、气至病所。提插亦可配合呼吸,如此则激发经气的作用更加明显。

(三)注意事项

(1)提插作为基本手法时,指力要均匀,提插幅度一般以 3～5 分为宜,不可过大。同时频率也不宜过大。

(2)提插幅度大(3～5 分),频率大(120～160 次/分),针感即强;反之,提插幅度小(1～2 分),频率小(60～80 次/分),针感相对较弱。因此,需根据患者体质、年龄与腧穴部位深浅,乃至病情缓急轻重,接受针刺的次数(初诊、复诊)而逐步调节提插的幅度与频率。

(3)提插又称提按:提并不是要拔针外出,与出针不同;插也不是使针直入,仅是按插针体,使其下沉。

(4)肌肉菲薄的穴位,用提插宜慎,一般可用捻转法代替。

二、捻转法

捻转法是拇、示二指持针,捻动针体使针左右均匀旋转的手法。作为一种基本手法,《黄帝内经灵枢·官能篇》云:"切而转之""微旋而徐推之"。其中的旋和转,即指捻转针体的动作。《黄帝内经》中有关捻转针体动作的描述,尚无左转、右转的区别,尽管后世有以左转、右转针体来注释《黄帝内经》针刺补泻手法的,但毕竟无可靠的文献依据。直至金代,窦汉卿《针经指南》才以左转、右转的动作来区别针刺补法和泻法,从而发展为捻转补泻手法。捻转又称为撚,临床应用广泛。除捻转可以进针之外,还可配合提插以催气,配合针向与呼吸行气。

(一)方法

作为基本手法的捻转,即针体进入穴位一定深度以后,用拇指和示指持针,并用中指微抵针体,通过拇、示二指来回旋转捻动,反复交替而使针体捻转(图 1-17)。

捻转时,拇指与示指必须均匀用力,其幅度与频率可因人而异。患者体弱,对针刺敏感者,捻转幅度小(180°),频率小(60～80 次/分);患者体强,对针刺不太敏感者,捻转幅度大(360°),频率大(120～160 次/分)。因其用力均匀,左右交替旋捻,无左转与右转用力之别,故有人称之为"对称捻转术"。

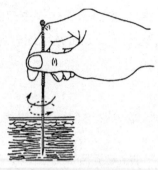

图 1-17　捻转法

（二）临床应用

1.进针

捻转进针是临床常用的方法，一般可用轻微、缓慢、幅度＜90°的捻转手法进针。

2.催气

针刺至一定深度，患者尚未得气时，可将针上下均匀地提插，并左右来回地做小幅度的捻转，如此反复多次，可促使针下得气，是目前临床常用的催气法。

3.行气

（1）配合呼吸：呼气时，拇指向前用力大些，向后用力小些，如此捻转，以左转为主，经气可向穴位下方传导。吸气时，拇指向后用力大些，向前用力小些，如此捻转，以右转为主，经气可向穴位上方传导。

（2）配合针刺方向（针尖）：利用针刺方向行气，出现针刺感应循经传导时，将针体连续捻转，幅度稍大时，使针下有紧张感，往往可促使针感进一步循针尖方向扩散，甚至达到"气至病所"的效果。

4.针感保留与消减

将出针时，用力持针向一个方向捻针，然后迅速出针，可使针感保留。针感保留的强弱程度及时间长短，与用力和捻转幅度有关。如将出针时，针感过强，患者难以忍受，医师可用极轻微的指力持针，均匀反复捻转针体，针感即可迅速减轻或消失。

（三）注意事项

（1）以拇指和示指末节的指腹部来回捻转。

（2）捻转的幅度一般掌握在180°左右，最大限度也应控制在360°以内。具体情况须根据治疗目的、患者体质及耐受度而定。

（3）捻转时切忌单向连续转动，否则针体容易牵缠肌纤维而使患者感到局部疼痛，并造成出针时的困难。

（4）捻转手法应轻快自然，有连续交替性，不要在左转与右转之间有停顿。

三、导气法

导气法是徐入徐出，缓慢地由穴位浅层进入深层，由深层退出至浅层，不具有补泻作用的针刺手法。在临床上，本法常用于气血逆乱、清浊相干，以及虚实病证表现不明显者。导气之名，"徐入徐出，谓之导气，补泻无形，谓之同精，是非有余不足也。"导，有引导之义。导气之旨，在于引导脏腑经络中互扰乖错的清浊之气，恢复正常的阴阳平衡状态。金元李东垣阐发经旨，重视气机升降，立法升清降浊，以"导气"针法和药物同用，来治疗各种病症。明代高武《针灸聚英》专列"东垣针法"一节，详明五乱导气针法之要诀。刘纯《医经小学》平针法，按天、人、地三部徐徐而入，再按地、人、天三部徐徐而出，是属导气法。今人论平补平泻，云进针后再做均匀地提插捻针，使针下得气，然后根据情况，将针退出体外，这种方法主要用于虚实不太显著或虚实兼有的病证。这种以得气为度的手法，不具有补泻作用，手法平和，应属本法。

（一）方法

1.导气法

根据从阳引阴、从卫取气，从阴引阳、从营置气的原则，在进针得气后做导气手法。由天部徐徐进针至地部，再从地部徐徐退针至天部；或由地部徐徐退针至天部，再从天部徐徐进针至地部。每进退 1 次需 3～4 分钟，每次为导气 1°。可反复行针 3°～5°。每度导气可留针 3～5 分钟后，再行下一度导气手法，也可连续操作。待导气完毕后，留针 15～20 分钟。

2.平补平泻法

进针至穴位一定深度，用缓慢的速度，均匀平和用力。边捻转，边提插，上提与下插，左转与右转的用力、幅度、频率相等，并注意捻转角度要在 90°～180°。提插幅度尽量要小，从而使针下得气，留针 20～30 分钟，再缓慢平和地将针渐渐退出。

（二）临床应用

1.催气、守气

如针刺尚未得气时，可用本法催气，促使针下得气；如已得气，可用以维持与保留针感。

2.适用病症

本法可用于虚实不太明显或虚实相兼的慢性病症,如郁证、瘿病、慢性喉痹、癫病、脏躁、遗精等。尤其适用于清浊相干、气乱于脏腑经络的病症,如胸痹、咳嗽、脘痞、胀满、痹证等。在临床上,可根据脏病取背俞、腑病取募穴,经脉病取荥、输穴(以输穴为主)的原则来取穴,远取与近取结合组方,施以本法每有佳效。

(三)注意事项

(1)本法操作的全过程,医师必须全神贯注,用力均匀,进、退针的方向和每度导气的针刺深度要保持一致。

(2)注意"徐入徐出",进入针与退出针的时间相等,用力均匀,速度缓慢,始终如一。本法不同于徐疾补泻(进针、退针两者时间不等),也不同于提插补泻(提针、插针用力大小不等,速度有快、慢之分)。

(3)手法平和,有连续性,务使针感舒适,不宜过强(补泻无形)。

(4)根据不同情况决定留针时间长短,一般可留针 20～30 分钟。

第五节 留针和出针

在针刺得气以后,可根据病情需要,将针留置穴内或取出穴外,前者称为留针,后者称为出针。留针与出针两法,在临床上是加强针刺感应,协助针刺补泻,提高针刺疗效的又一重要方法,不可忽视。

一、留针法

留针法是针刺得气以后,将针体留置穴内,让它停留一段时间后,再予出针的方法。临床可分为静留针法和动留针法两种,根据病情和患者体质不同而分别使用。此外,还有不少患者并不适宜留针,有的留针反而会影响疗效。因此,对是否需要留针,以及留针时间的长短,都必须辨证而施,不可机械。

留针法为历代医家所重视。在《黄帝内经·灵枢》81 篇经文中,言及留针法应用的就有 29 条之多。如《黄帝内经灵枢·本输篇》根据四时阴阳之序指出:"冬取诸井诸腧之分,欲深而留之。"《黄帝内经灵枢·经脉篇》则认为,热证宜疾出针,寒证宜久留针。此外,还有依据患者形体肥瘦等具体情况来决定留针与否的经文。

对于留针法的应用,承淡安《中国针灸学》将其分为置针术和间歇术,前者即静留针法,后者即动留针法。他认为,置针术可抑制镇静,间歇术则以兴奋为目的。

(一)方法

根据留针期间是否间歇行针,可分为以下两类方法施用。

1.静留针法

针刺入穴内,让其安静自然地留置一段时间,其间不施行任何针刺手法。《黄帝内经素问·离合真邪论》所云"静以久留",即是此例。静留针法,又可根据病证情况的不同,分别采取短时间静留针和长时间静留针法。短时间静留针法,可静留针 20 分钟至 1 小时;长时间静留针法,可静留针几小时,甚而几十小时,现代大多用皮内针埋植代替。

2.动留针法

将针刺入穴内,得气后仍留置一段时间,其间间歇行针,施以各种手法。短时间动留针法,可留针 20～30 分钟,其间行针 1～3 次;长时间动留针法,可留针几小时,甚而几十小时,每 10～30 分钟行针 1 次,在症状发作时尤当及时行针,加强刺激量。

(二)临床应用

1.候气

进针至穴内一定深度后,可静以留针,以候气至。《黄帝内经素问·离合真邪论》所云"静以久留,以气至为故,如待所贵,不知日暮"就是这种候气法。候气时,可以采用静留针,也可采用捻转、提插结合以催其气至。

2.守气和行气

留针期间静而留之,保持针体在穴内深度不变,或手持针柄运气于指下,并治神调息,以维持针感,是为守气之法。留针期间,调整针刺方向与深浅,或采用相应的手法间歇行针以加强针感,促使针感循经传导,是为行气。

3.协调补泻

虚寒证用各种针刺补法后,再予留针,有的在留针一段时间后可出现针下热感,正气得以充实。实热证用各种针刺泻法后,再予留针,有的在留针期间可出现针下凉感,邪气得以清泄。

4.辨证施用

留针需根据患者的具体情况而施用。急性病症或慢性病急性发作,如急性细菌性痢疾、急腹症、哮喘和坐骨神经痛等症状发作时,宜长时间行动留针法;慢性病患者一般采用静留针法,体弱不耐针刺者可短时间静留针,顽固性病症如头痛、久泻、慢性鼻炎等,可采取长时间静留针法。头皮针、耳针或远道刺、巨刺时,留针期间可配合病所运动、导引、按摩诸法。正气不虚,症状不显著,常采用短时间动留针法。留针应根据病证性质而施,里证、阴证、寒证宜久留针,表证、阳证、热证宜短时间留针,甚而不留针。留针还必须因人、因时制宜。婴幼儿不宜留针,可浅刺、疾刺;老年人、休虚者可短时间留针;青壮年则可留针时间适当延长。春夏季留针时间宜短,秋冬季留针时间则可适当长些。

(三)注意事项

1.根据患者针感和针刺耐受性来掌握

针感显著、气至病所,或对针刺不能耐受者,宜短时间留针,甚而不予留针。针感不显、感应迟钝,或对针刺有较强耐受性者,可采用长时间留针或间歇行针。

2.根据治疗要求正确使用

针刺已达到治疗目的,所谓"中病"者,如仍留针不去则会损伤正气。如针刺未达到治疗目的,留针时间过短,又易造成邪气滞留、病情反复等不良后果。

3.要保持环境适宜

一般而言,留针大多取患者卧位的姿势,患者应保持体姿舒适平稳,避免乱动、乱碰,以免滞针、弯针、折针等。留针时,诊室要保持安静,空气要保持清新,气氛良好,以免影响患者情绪。冬春寒冷季节,留针时要保持室内温度,对虚寒者尤须覆盖衣被以保暖。

二、出针法

出针是毫针技术操作过程的最后步骤,是针刺达到要求后将针取出的方法。在临床上,出针法应根据病证虚实、患者体质、针刺深浅和腧穴特点等具体情况正确施行,否则会影响疗效,甚而引起出血、血肿、针刺后遗感等不良后果。

《黄帝内经灵枢·邪气藏府病形》云:"刺滑者,疾发针而浅内之,以泻其阳气,而去其热。刺涩者,必中其脉,随其逆顺而久留之,必先按而循之;已发针,疾按其痏,无令其血出,以和其脉。"经文中的"发针"即是出针。《黄帝内经素问·针解》云:"徐而疾则实者,徐出针而疾按之。疾而徐则虚者,疾出针而徐按之。"这都说明出针的快慢宜以脉象之滑涩、病证之虚实等为依据。

泉石心《金针赋》云:"出针贵缓,太急伤气。"历代针家都强调指出,出针不可草率从事,否则容易耗伤气血,影响疗效。在现代临床上,对出针法又有发展。

如高玉椿主张出针当重视先后顺序,有升降出针法的区别;而李志道则根据病情缓急,采用阴性和阳性不同的出针法。

(一)方法

1.双手出针法

出针前,稍捻针柄,待针下轻松滑利时方可出针。出针时,左手持一消毒干棉球按压穴位(或夹持针体底部),右手拇、示二指持针柄,捻针退出皮肤。出针后,虚证宜速按针孔以防气泄;实证则摇大针孔,暂不按针孔,以祛邪。

2.单手出针法(梅花派)

用左手或右手拇、示二指捻动针柄,轻轻提针外出,中指则按住针孔旁的皮肤,略施力按摩或按压不动,以免肌肉随针牵起,再逐步或一次外提。出针后迅速用中指按压针孔或不按针孔。此法可用于左右手同时出针。

3.快速出针法

左手用干棉球按压腧穴旁,右手快速拔针而出。此法具有不疼痛、出针快的特点,适用于浅刺的腧穴。

4.缓慢出针法

左手用干棉球按压腧穴旁,右手持针先将针退至浅层,稍待片刻后缓缓捻针退出。此法可防止出针后出血,减轻针刺后遗的麻、胀、重、痛等不适感,不伤气血。

(二)临床应用

在临床上,出针法应根据病证虚实、病情缓急等情况正确施行。

出针补泻法:虚证宜徐出针而疾按针孔,为补法;实证宜疾出针而徐按针孔(或不按针孔),为泻法。

(三)注意事项

1.出针前应注意针下感觉

一般而言,只有在针下感觉松动滑利时,方可出针。如针下沉紧,推之不动,按之不移,多为邪气未退、吸拔其针,或真气未至,或肌肉缠针产生滞针现象。此时不可出针,宜留针以候邪气退、真气至,或循、切经络腧穴周围,使气血宣散。滞针者可在针旁5分处再进一针,或左右前后各进一针,分别摇动捻转,使肌肉松弛,再逐步将针退出。必须注意的是,此时退针宜缓,退出些许,留针片刻,不得孟浪,以免折针、弯针。

2.出针时应注意用力轻巧

不论是快速出针,还是缓慢出针,都应柔和、轻巧、均匀捻动针柄,将针取出。如遇有阻力,宜稍停后再按一般方法施术。如用力过猛,往往会引起疼痛、出血及针刺后遗感。

3.头、目等部位应注意针孔按压

对于头皮、眼眶等易出血的部位,出针时尤其要注意缓缓而行,同时左手要用力按压针孔,出针后尤须用干棉球按压较长时间,以免出血或血肿。对于留针时间较长,出针后亦应着力按压针孔。

4.出针当重视先后顺序

一般而言,出针应按"先上后下、先内后外"的顺序进行。也就是说,先取上部的针,后取下部的针;先取医师一侧的针,后取另一侧的针。

5.针刺后遗感的处理

出针后,如针孔局部或循经上下胀、痛、麻木而难忍受,可用一手指轻微按揉落零五穴(手背第 2、3 掌骨间,指掌关节后 1 寸处)片刻,或针刺之,即可使其消减。此外,亦可在腧穴四周进行按摩,或循经上下推、按、敲、剁,以消减不适针感。

6.出针后患者须稍事休息

出针后不必急于让患者离去,当稍事休息,待气息调匀、情绪稳定后方可离去。有的患者出针后不久会出现晕针,有的患者出针后无局部出血或血肿,但过了片刻可能出血、血肿,因此出针后令患者休息,并严密观察,可防止意外发生。

第六节　针刺异常情况

一般情况下,针刺治疗是一种既简便又安全的疗法,但由于种种原因,如操作不慎,疏忽大意,或触犯针刺禁忌,或针刺手法不适当,或对人体解剖部位缺乏全面的了解,有时也会出现某种不应有的异常情况,如晕针、滞针、弯针、折针、针后异常感、损伤内脏等。一旦出现上述情况,应立即进行有效的处理,不然,将会给患者造成不必要的痛苦,甚至危及生命。因此,针灸工作者应引为注意,加以预防。

一、晕针

晕针是在针刺过程中患者发生的晕厥现象。

(一)临床表现和发生原因

1.临床表现

在针刺过程中,轻者感觉精神疲倦,头晕目眩,恶心欲吐;重者突然出现心慌气短,面色苍白,出冷汗,四肢厥冷,脉细弱而数或沉伏。甚而神志昏迷,猝然仆倒,唇甲青紫,大汗淋漓,二便失禁,脉细微欲绝。

2.发生原因

多见于初次接受针刺治疗的患者,可因情绪紧张、素体虚弱、劳累过度、饥饿,或大汗后、大泻后、大失血后;也有的是因体位不当,医师手法过重,或因诊室内空气闷热、过于寒冷、临时的恶性刺激等,而致针刺时或留针过程中患者发生此症。

(二)处理和预防

1.处理

立即停止针刺,或停止留针,退出全部已刺之针,扶患者平卧,头部放低,松解衣带,注意保暖。轻者静卧片刻,予饮温茶或温开水,即可恢复。不能缓解者,在行上述处理后,可指按或针刺急救穴,如水沟、素髎、合谷、内关、足三里、涌泉、太冲等,也可灸百会、关元、气海。若仍人事不省、呼吸细微、脉细弱,可采取西医急救措施。在病情缓解后,仍需适当休息。

2.预防

主要根据晕针发生的原因加以预防。对初次接受针刺治疗者,要做好解释工作,解除恐惧心理。对体质虚弱或年迈者应采取卧位,且体位适当、舒适,少留针;取穴宜适当,不宜过多;手法宜轻,切勿过重。对过累、过饥、过饱的患者,推迟针刺时间,应待其体力恢复、进食后再进行针刺。注意室内空气流通,消除过热、过冷因素。医师在针刺过程中应密切观察患者的神态变化,询问其感觉。

二、滞针

滞针是指在行针时或留针后医师感觉针下涩滞,捻转、提插、出针均感困难,而患者则感觉疼痛的现象。

(一)临床表现和发生原因

1.临床表现

在行针时或留针后医师感觉针在穴内捻转不动,发现捻转、提插和退针均感困难,若勉强捻转、提插时,则患者痛不可忍。

2.发生原因

患者精神紧张,或因病痛,或当针刺入腧穴后,引起局部肌肉强烈痉挛;或行针手法不当,捻针朝一个方向角度过大,肌纤维缠绕于针体;或针后患者移动体位所致。若留针时间过长,有时也可出现滞针。

(二)处理和预防

1.处理

如因患者精神紧张,或肌肉痉挛而引起的滞针,须做耐心解释,消除紧张情绪,延长留针时间,或用手在邻近部位做按摩,以求松解,或在邻近部位再刺一针,或弹动针柄,以宣散气血、缓解痉挛;如因单向捻转过度,需向反方向捻转;如因患者体位移动,需帮助其恢复原来体位。滞针切忌强力硬拔。

2.预防

对初次接受针刺治疗者和精神紧张者,做好针前解释工作,消除紧张情绪。进针时应避开肌腱,行针时手法宜轻,不可捻转角度过大,切忌单向捻转。选择较舒适体位,避免留针时移动体位。

三、弯针

弯针是指进针和行针时,或当针刺入腧穴及留针后,针身在体内形成弯曲的现象。

(一)临床表现和发生原因

1.临床表现

针柄改变了进针时的方向和角度,针身在体内形成弯曲,提插、捻转、退针滞涩而困难,患者自觉疼痛或扭胀。

2.发生原因

医师进针手法不熟练,用力过猛且不正;或针下碰到坚硬组织;或进针后患者体位有移动;或外力碰撞、压迫针柄;或因滞针处理不当,而造成弯针。

(二)处理和预防

1.处理

出现弯针后,不要再行任何手法。弯曲度较小的,可按一般拔针法,将针慢慢拔出;弯曲度较大的,可顺着弯曲方向慢慢将针退出;体位移动所致的弯针,先协助患者恢复进针时的体位,之后始可退出;针体弯曲不止一处者,须结合针柄扭转倾斜的方向逐次分段外引。总之要避免强拔猛抽而引起折针、出血等。

2.预防

医师手法要轻巧,用力适当,不偏不倚;患者体位适当,留针过程中不可移动体位;针刺部位和针柄要防止受外物碰压。

四、折针

折针又称断针,是指针体折断在人体穴内。

(一)临床表现和发生原因

1.临床表现

在行针或退针过程中,针体突然折断,或出针后发现针身折断,有时针身部分露于皮肤之外,有时全部没于皮肤之内。

在非重要脏器或关节部位,一般不产生严重后果,在断针处局部可有压痛,并逐步减轻。有时该处有重压感,活动时偶有疼痛,但无运动障碍。

在关节内折针,则呈现严重的疼痛和运动障碍。若在脏器内折针,则情况非常严重,如肺部折针可见咳嗽、呼吸困难,膀胱内折针可见小便短数、排尿困难或有血尿等。

2.发生原因

主要是针前检查工作疏漏,用了质量低劣或有隐伤之针具。其次,进针后患者体位有移动,或外力碰撞、压迫针柄。再次是遇有弯针、滞针等异常,处理不当,并强力抽拔;或针刺时将针身全部刺入,强力提插、捻转,引起肌肉痉挛。

(二)处理和预防

1.处理

医师应头脑冷静,态度沉着。交代患者不要恐惧,保持原有体位,以防残端隐陷。若皮肤尚露有针身残端,可用镊子钳出。若残端与皮肤相平,折面仍可看见,可用左手拇、示两指在针旁按压皮肤,使之下陷,相应地使残端露出皮肤,右手持镊子轻巧地拔出。如针身残端没于皮内,须视所在部位,采用外科手术切开寻取。

2.预防

针前必须仔细检查针具,特别是针根部分,更应认真刮拭。凡接过电针仪的毫针,应定期更换淘汰。针刺时不应将针体全部进入腧穴,绝对不能进至针根,体外应留一定的长度。行针和退针时,如果发现有弯针、滞针等异常情况,应按上述方法处理,不可强力硬拔。

五、出血和皮下血肿

出血是指出针后针刺部位出血,皮下血肿是指针刺部位出现的皮下出血而引起肿痛的现象。

(一)临床表现和发生原因

1.临床表现

出针后针刺部位出血;针刺部位出现肿胀疼痛,继则皮肤呈现青紫、结节等。

2.发生原因

出血、青紫多为刺伤血管所致,有的则为凝血功能障碍。

(二)处理和预防

1.处理

出血者,可用棉球按压较长时间和稍施按摩。若微量的皮下出血而引起局部小块青紫,一般不必处理,可自行消退。若局部肿胀疼痛较剧,青紫面积大而且影响活动功能时,可先做冷敷止血后再做热敷,以促使局部瘀血消散吸收。

2.预防

仔细检查针具,熟悉人体解剖部位,避开血管针刺。行针手法要匀称适当,避免手法过强,并嘱患者不可随意改变体位。出针时立即用消毒干棉球按压针孔。对男性患者,要注意排除血友病。

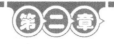

灸　法

第一节　灸法临床基础

一、灸法材料和分类

灸法古称灸焫。《说文解字》云:"灸,灼也,从火音久,灸乃治病之法,以艾燃火,按而灼也。"可见,灸法是用艾绒或药物为主要灸材,点燃后放置于腧穴或病变部位,进行烧灼和熏熨,借其温热刺激及药物作用,温通气血、扶正祛邪,以防治疾病的一种外治方法。

灸法可分为艾灸法和非艾灸法两大类。艾灸法以艾绒为灸材,是灸法的主要内容,可分为艾炷灸、艾条灸等。非艾灸法可用除艾叶以外的药物或其他方法进行施灸,有灯火灸、药线灸、药笔灸等。

(一)艾叶与艾绒

艾为自然生长于山野之中的菊科多年生灌木状草本植物,我国各地均有生长,但古时以蕲州产者为佳,故特称"蕲艾"。艾在春天抽茎生长,茎直立,高60~120 cm,具有白色细软毛,上部有分支。茎中部的叶呈卵状三角形或椭圆形,有柄,羽状分裂,裂片椭圆形至椭圆状披针形,边缘具有不规则的锯齿,表面深绿色,有腺点和极细的白色软毛,背面布有灰白色绒毛,7~10月开花。瘦果呈椭圆形。艾叶有芳香型气味,在农历的4~5月,当叶盛而花未开时采收。采时将艾叶摘下,晒干或阴干后备用。

1.艾叶化学成分

艾叶中纤维质较多,水分较少,还有许多可燃的有机物,是理想的灸疗原料。其化学成分见表2-1。

表 2-1　艾叶的化学成分

成分	％
无氮素有机物	66.85
含氮素有机物	11.31
水分	8.98
溶醚成分	4.42
离子成分(包括钾、钠、钙、镁、铝)	8.44

2.艾叶的性能

艾叶气味芳香,味辛、微苦,性温热,具纯阳之性。艾叶经加工制成细软的艾绒,便于搓捏成大小不同的艾炷,易于燃烧;艾火燃烧时热力温和,能窜透皮肤,直达体表深部;艾产地广泛,易于采集,价格低廉。故从古至今,灸不离宗,艾是最常用的施灸材料。

3.艾绒的制备

每年农历的 4～5 月,采集肥厚新鲜的艾叶,放置日光下暴晒干燥,然后投于石臼中,用木杵捣碎,筛去杂梗,再晒、再捣、再筛,如此反复多次,即成为淡黄色、洁净、细软的艾绒。

艾绒按加工(捣筛)程度不同,有粗、细之分。粗绒多用做艾条或间接灸,细(精)绒则常用做直接灸。艾绒的质量以无杂质、柔软易团聚、干燥者为优,以含杂质、生硬不易团聚、湿润者为劣。后者燃烧时易爆裂,散落火花而灼伤皮肤,故不宜采用。新制艾绒内含挥发油较多,灸时火力过强,有失温和之性,常致患者不能耐受,故临证以陈久的艾绒为佳品。

4.艾绒的贮藏

艾绒其性吸水,易于受潮,平时应放在密闭的干燥容器内,置于阴凉干燥处保存;并于每年天气晴朗时重复暴晒几次,以防潮湿、霉烂或虫蛀,否则会影响燃烧与效用。

(二)艾绒制品

1.艾炷

以艾绒施灸时,所燃烧的圆锥体艾绒团称为艾炷,常用于艾炷灸。每燃尽 1 个艾炷,为 1 壮。

(1)艾炷规格:小炷重 0.5 g,相当于中炷的一半,常置于穴位或病变部烧灼,常做直接灸用。中炷重 1 g,炷高 1 cm,炷底直径约 1 cm,可燃烧 3～5 分钟,常做间接灸用。大炷重 2 g,相当于中炷的 1 倍,常做间接灸用。艾炷无论大小,直径与高度大致相等。

(2)艾炷制作方法:有手工制作法与艾炷器制作法两种方法。①手工制作法:小炷可先将艾绒搓成大小适合的艾团,夹在左手拇、示二指指腹之间,示指要在上,拇指要在下,再用右手拇、示二指将艾团向内向左挤压,即可将圆形艾团压缩成上尖下平的三棱形艾炷,随做随用,至为简便。中炷、大炷则须将艾绒置于平板上,用拇、示、中三指边捏边旋转,将艾绒捏成上尖下平的圆锥体(图 2-1)。要求搓捏紧实,能放置平稳,燃烧时火力由弱到强,患者易于耐受,且耐燃而不易爆。艾炷大小可随治疗需要而定。②艾炷器制作法:艾炷器中铸有锥形空洞,洞下留一小孔,将艾绒放入艾炷器空洞中,另用金属制成下端适于压入洞孔的圆棒,直插孔内紧压成圆锥体,倒出即成艾炷。用艾炷器制作的艾炷,艾绒紧密,大小一致,更便于应用。

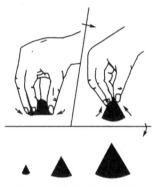

图 2-1　艾炷手工制作法

2.艾条

艾条又名艾卷,系用艾绒卷成的圆柱形长条。一般长 20 cm、直径 1.5 cm,常用于悬起灸、实按灸等。根据内含药物之有无,可分为纯艾条和药艾条两种。

(1)纯艾条:取制好的陈久艾绒 24 g,平铺在长 26 cm、宽 20 cm、质地柔软疏松而又坚韧的桑皮纸上,将其卷成直径约 1.5 cm 的圆柱形艾条,越紧越好,用胶水或糯糊封口。

(2)药艾条:有以下 3 种。①常用药艾条:取肉桂、干姜、木香、独活、细辛、白芷、雄黄、苍术、没药、乳香、川椒各等分,研成细末。将药末混入艾绒中,每支艾条加药末 6 g。制法同纯艾条。②雷火神针:沉香、木香、乳香、茵陈、羌活、干姜、穿山甲各 15 g,研为细末,过筛后,加入麝香少许和匀。以桑皮纸 1 张约 30 cm×30 cm 摊平,取艾绒 40 g 均匀铺于纸上,然后将药末 10 g 匀掺于艾绒中。再搓捻卷紧成爆竹状,外糊上桑皮纸1层,两头留空纸3 cm,捻紧即成。阴干备用,勿令泄气。③太乙神针(韩贻丰《太乙神针心法》方):硫黄6 g,麝香、乳香、没药、松香、桂枝、杜仲、枳壳、皂角、细辛、川芎、独活、穿山甲、雄黄、白芷、全蝎各3 g,均研成细末,和匀。以桑皮纸1张约30 cm×30 cm大小,摊平。先取艾绒24 g,均匀铺于纸上;再取药末6 g,均匀掺入艾绒中;然后卷紧如爆竹状,外用鸡蛋清涂抹;再糊上桑皮纸1张,两头留空纸3 cm左右,捻紧即成。阴干待用。

二、灸法作用和适用范围

根据艾灸法的作用特点,其适用范围以寒证、虚证、阴证为主,对慢性病及阳气虚寒者尤宜。

(一)艾灸法的作用特点

(1)艾灸法的作用主要是温热透达腧穴深部,以及艾叶芳香温通药性的综合效应。

(2)艾灸法的应用以经脉陷下、阴阳皆虚、络脉坚紧者为宜,如《黄帝内经·灵枢·经脉》:"陷下则灸之。"

(3)艾灸法可治针刺或中药疗效不显者,亦即"针所不为,灸之所宜""凡病药之不及,针所不到,必须灸之"。在临床上,可以单用灸法,亦可先灸后针、先针后灸,针灸并用等。

(4)艾灸法主要用于寒证。《黄帝内经素问·异法方宜论》:"藏寒生满病,其治宜灸焫。"即是其例。

(二)适用范围

1.温经通络

温经通络适用于寒凝血滞、经络痹阻所致的风寒湿痹、痛经、经闭、寒疝、腹痛等。

2.祛风解表、温中散寒

祛风解表、温中散寒适用于风寒外袭之表证,脾胃寒盛的呕吐、胃痛、腹泻。

3.温肾健脾

温肾健脾适用于脾肾阳虚之久泄、久痢、遗尿、阳痿、早泄。

4.回阳固脱

回阳固脱适用于阳气虚脱之大汗淋漓、四肢厥冷、脉微欲绝。

5.益气升阳

益气升阳适用于气虚下陷之内脏下垂、阴挺、脱肛、崩漏日久不愈等。

6.消瘀散结、拔毒泄热

消瘀散结、拔毒泄热适用于疮疡、痈疽初起,疖肿未化脓者;瘰疬及疮疡溃后久不愈合者。

7.防病保健

灸法用于防病保健有着悠久的历史。孙思邈《备急千金要方·针灸上》云:"凡入吴蜀地游官,体上常须三两处灸之,勿令疮暂差,则瘴疬温疟毒气不能著人也。"

三、灸法禁忌病症

(一)临时情况的禁忌

基本和毫针刺法禁忌一致,在过劳、过饥、过饱、醉酒、大渴、惊恐、大怒等情况下,不可施灸。

(二)病症禁忌

外感或阴虚内热证、咳血、中风闭证等,凡脉象数疾者禁灸。高热、抽搐或极度衰竭、形瘦骨弱者,亦不宜灸治。

四、灸法禁忌部位

古之禁灸穴,主要是指直接灸、化脓灸,与其说是禁灸穴,不如说是禁忌部位更合适。

(1)颜面部穴不宜着肤灸。

(2)腋窝、睾丸、乳头、会阴部均不可灸。

(3)心脏虚里处、重要脏器和大血管附近、动脉应手处,尽量不用艾炷直接灸,更不宜用瘢痕灸,可选用其他灸法或针刺等方法治疗。

(4)皮薄肌少、筋肉积聚部位,以及关节活动处不能行瘢痕灸等。

五、艾灸意外

艾灸可引起晕灸、变态反应、皮肤感染、药物中毒等不良反应。除皮肤感染外,均在此介绍。

(一)晕灸

晕灸和晕针一样,都是短暂性血管抑制性晕厥。其临床表现、发生原因、防治措施均与晕针相类似。大多发生在艾炷灸过程中,也有在灸后发生的,则称为延迟晕灸。

1.临床表现

(1)先兆期:头晕不适,眼花耳鸣,心悸胸闷,上腹不适,面色苍白,出冷汗,呵欠连连。有的无先兆表现。

(2)发作期:轻者头晕胸闷,恶心欲呕,肢体无力发凉,摇晃不稳,可伴瞬间意识丧失;重者意识丧失,昏仆不醒,唇甲青紫,冷汗淋漓,面色灰白,两眼上翻,二便失禁,也可有四肢抽搐。

(3)缓解期:及时处理恢复后,自觉疲乏无力,面色苍白,嗜睡,汗出,或仅轻度不适。

2.处理方法

(1)轻度:停止施灸,将患者扶至通风处,抬高两腿,头部放低,静卧片刻,给服温开水或热茶。

(2)重度:停止施灸后平卧,在百会穴行艾条雀啄灸,针刺水沟、涌泉,也可配合人工呼吸或注射强心剂。

3.预防措施

(1)心理预防:对猜疑、恐惧、情绪过度变化的患者,要做好心理安慰、语言诱导等工作。对性格内向、精神压抑者,可做松弛训练。对性格外向、急躁好动者,可用各种有效方法转移其注意力。

(2)生理预防:饥饿者灸前适量进食,过劳者要令其休息,恢复体力后再施灸。对易晕灸者,要尽量采用侧卧位,简化灸穴,减少灸量。施灸结束后,嘱患者稍事休息后再离开诊室,以免发生延迟晕灸。

(二)变态反应

1.临床表现

以过敏性皮疹为多见,表现为局限性红色小疹,或全身性风团样丘疹,周身发热,瘙痒难忍。甚而可有胸闷,呼吸困难,面色苍白,大汗淋漓,脉细微。多在艾灸后一至数小时发生,可反复出现。

2.处理方法

皮疹可在停用艾灸后数天内自行消退。发生变态反应,可用抗组胺药、维生素C等,多饮水。如发热、奇痒烦躁等,可用皮质激素。当患者出现面色苍白、大汗淋漓、脉细微时,可肌内注射肾上腺素或肾上腺皮质激素。

3.预防措施

对艾灸过敏者忌用之,对穴位注射过敏者则慎用之。在施灸过程中如见变态反应先兆,则应立即停用艾灸。

(三)药物中毒

因药艾条中含有雄黄,点燃后可产生含砷的气体,经呼吸道吸入而引起砷中毒。

1.临床表现

可出现流泪、咽痒、呛咳等,随之发生流涎、头晕、头痛、乏力、心悸、胸闷、气急等,甚而可出现恶心、腹痛、吐泻、冷汗淋漓等。

2.处理方法

轻者用绿豆汤(200 g 煮成 500 mL)送服小檗碱片(每天 6 片,分 3 次服),重者应送医院抢救。

3.预防措施

要限制药艾条用量,每次不超过半支,对孕妇、过敏者禁用之。

第二节 灸法操作原则

一、选择方法

根据患者、病证、病种的不同,可选用不同的灸治方法。

(一)因人而宜

老人、小儿尽量少用或不用直接艾炷灸。糖尿病患者尽量不用着肤灸,以免皮肤感染伤口不易愈合。面部宜用艾条悬起灸或艾炷间接灸。

(二)因病而宜

化脓灸防治慢性支气管炎和哮喘有效。灯火灸或火柴灸,可治流行性腮腺炎、扁桃体炎,而铺灸则适用于类风湿关节炎等。慢性病多用温和灸、回旋灸和温针灸等,而急性病则多用着肤灸、雀啄灸等。

隔物灸和敷灸中所用的药物,皆按药物的性味、功能、主治等,予以选用,如甘遂灸多用于逐水泻水,而附子饼灸则多用于补虚助阳。疮疡、痈疽、顽癣、蛇丹常用局部灸治。

(三)因时而宜

艾灸常宜于午时阳气极盛之时,季节以春秋两季更佳。当然又需根据具体情况而定,或冬病夏治,或夏病冬治等。

(四)因法而宜

各种不同的灸法,有其不同的作用,可因法而选其适宜病症。如化脓灸引邪外出、开辟门户,灯火灸疏风解表、化痰定惊,温针灸温通经脉、活血化瘀,艾条温和灸则可行气活血。

二、掌握灸量

灸量是灸疗时刺激时间和刺激强度的乘积,取决于施灸的方式、灸炷的大小、壮数的多少、施灸时或施灸后刺激效应的持续时间等。掌握最佳灸量,可提高疗效,防止不良反应。

(一)灸量取用的原则

灸量指灸法达到的温热程度,不同的灸量可产生不同的治疗效果。以下两方面的因素与灸量密切相关。

1.艾炷、壮数

灸量一般以艾炷的大小和壮数的多少计算,炷小、火势小、壮数少则量小,炷大、火势大、壮数多则量大。艾条灸、温灸器灸以时间计算,太乙神针、雷火神针是以熨灸的次数计算。

2.疗程

灸量还与疗程相关。疗程长、灸量大,用于慢性病;疗程短、灸量小,多用于急性病。掌握灸量应根据患者的体质、年龄、施灸部位、病情等因素来综合考虑。

(二)灵活掌握灸量的方法

根据施灸部位、体质和年龄等,灵活掌握灸量,是临床治疗必须遵守的原则。现以艾炷灸为例加以说明。

1.施灸方法

艾炷直接灸时,可用小炷、中炷;间接灸则用中炷、大炷。

2.体质和年龄

青壮年、男性,初病、体实者,宜大炷、多壮;妇女、儿童,老人,久病、体虚者,宜小炷、少壮。

3.施灸部位

头面、胸背,艾炷不宜大而多;腰背腹部,肌肉丰厚处,可用大炷、多壮;四肢末端,皮肉浅薄而多筋骨处,宜少灸。

4.病情

风寒湿痹、上实下虚者，欲温通经络，祛散外邪，或引导气血下行时，不过7壮，小、中炷即可，否则易使热邪内郁而产生不良后果。沉寒痼冷、元气将脱者，需扶助阳气、温寒解凝，非大炷多壮不能奏效。

5.天地自然环境

冬日灸量可大，夏日灸量宜小。北方寒冷，灸量可大；南方温暖，灸量宜小。

6.施灸次数

将规定的艾炷壮数一次灸完的称顿灸，分次灸完的称报灸。对体质差或头面四肢部，可用报灸，分若干次灸完，以控制灸量、完成疗程，避免产生不良反应。

三、合理补泻

(一)根据辨证，选用不同的灸治部位

可起到补虚泻实、调和气血的目的。如涌泉穴用艾条雀啄灸或蒜泥敷灸，治疗鼻衄、咯血等，能起到清热泻火的作用。百会穴用雀啄灸或蓖麻子捣泥敷灸，治疗脱肛、遗尿，则起到补气升阳的作用。此外，《理瀹骈文》根据三焦辨证提出上焦病多用取嚏法(如皂角末涂鼻治感冒)；中焦病多用填脐法(如填脐敷治腹痛)；下焦病多用坐药、蒸洗法等，也可归属于灸法辨证施治的范畴。

(二)隔物灸与敷灸的补泻

要根据隔物灸和贴敷时所用的药物，按其性味、功能、主治等，予以选用。如选用偏重于泻的药物进行隔物灸或贴敷，就能起到泻的作用，如甘遂贴敷多用于逐水泻水，豉饼隔物灸则多用于散泄毒邪。选用偏重于补的药物进行隔物灸或贴敷，就能起到补的作用，如附子饼隔物灸多用于补虚助阳，蓖麻仁贴敷百会穴治疗胃下垂、子宫脱垂、脱肛等，能起到补气固脱的作用。

(三)艾卷灸的抑制和兴奋作用

抑制法为强刺激，用艾卷温和灸或回旋灸，每穴每次10分钟以上，特殊需要时可灸几十分钟；主要作用是镇静、缓解、制止，促进正常的抑制作用。兴奋法为弱刺激，主要用雀啄灸，每穴每次半分钟到2分钟，30～50下，或用温和灸、回旋灸，时间3～5分钟；主要作用是促进生理功能，解除过度抑制，引起正常兴奋作用。

第三节 艾炷着肤灸

艾炷着肤灸是将艾炷直接放置在施灸部位皮肤上烧灼的方法,故又称直接灸。根据灸后有无烧伤化脓,又可分为化脓灸和非化脓灸。骑竹马灸、横三间寸灸等都是灸背部穴的特殊艾炷着肤灸。背部灸穴有特定测量法,在历史文献中有殊多记述,值得研究。

一、瘢痕灸

瘢痕灸又称化脓灸,是用黄豆大或枣核大艾炷直接放置腧穴进行施灸,局部组织经烧伤后产生无菌性化脓现象(灸疮)的灸法。这种烧伤化脓现象,古称灸疮。因灸疮愈合之后,多有瘢痕形成,故又称瘢痕灸。王执中《针灸资生经》:"凡着艾得灸疮,所患即瘥,若不发,其病不愈。"可见本法必须达到化脓方有效果,灸疮的发与不发是取效的关键。

(一)方法

1.体位选择

可采取卧位或坐位,应以体位自然,肌肉放松,施灸部位明显暴露,艾炷放置平稳,燃烧时火力集中,热力易于深透肌肉为准。亦需便于医师正确取穴,方便操作,患者能坚持施灸治疗全过程。体位放妥后,再在施灸部位上正确点穴,点穴可用圆棒蘸甲紫溶液或墨笔做标记。

2.施灸顺序

一般宜先灸上部,后灸下部;先灸背部,后灸腹部;先灸头部,后灸四肢;先灸阳经,后灸阴经。先阳后阴,取其从阳引阴而无亢盛之弊;先上后下,则循序渐进、次序不乱;先少后多,使艾火由弱而强,便于患者接受。

如需艾炷灸多壮者,必须由少逐次渐多,或分次灸之,即所谓报灸。需大炷者,可先用小艾炷灸起,每壮递增之,或用小炷多壮法代替。

但在特殊情况下,也可酌情灵活运用,不可拘泥。如气虚下陷之脱肛,可先灸长强以收肛,后灸百会以举陷等,如此才能提高临床疗效。

3.艾炷制备安放

艾炷按要求做好,除单纯采用细艾绒之外,也可加些芳香性药末,如丁香、肉桂等分研末(丁桂散),利于热力渗透。先在穴位上涂些凡士林,以增加黏附作用,使艾炷不易滚落,放好后,用线香点燃艾炷。

4.间断法和连续法

当艾炷燃尽熄灭后,除去灰烬,再重新换另一个艾炷点燃,称为间断法,不易出现灸感循经传导。不待艾炷燃尽,当其将灭未灭之际,即在余烬上再加新艾炷,不使火力中断,每可出现感传,则称为连续法。

5.灸穴疼痛灼热

当艾炷燃烧过半时,灸穴疼痛灼热,患者往往不能忍受。此时,医师可用手拍打穴处周围,或在其附近抓挠,或拍打身体其他部位,以分散其注意力,从而减轻疼痛。一般只有在第1壮时最痛,以后各壮就可忍受。

6.艾炷灸补泻

以徐疾和开阖分别补泻。

(1)补法:艾炷点燃置穴,不吹其火,待其徐徐燃尽自灭,火力缓慢温和,是为徐火、弱火。灸治的时间较长,壮数可多。灸毕一炷,用手指按一会儿施灸穴位,是闭其穴,以使真气聚而不散。

(2)泻法:艾炷置穴点燃,用口吹旺其火,促其快燃,火力较猛,快燃快灭,是为疾火、强火。当患者自觉局部灼痛时,即迅速更换艾炷再灸。灸治时间较短,壮数较少。灸毕不按其穴,是开其穴,以起到祛散邪气的作用。

7.敷贴淡膏药

灸毕,可在灸穴上敷贴淡膏药,每天换贴1次。或揩尽灰烬,用干敷料覆盖,不用任何药物。

8.灸疮

待5~7天后,灸穴处逐渐出现无菌性化脓现象,有少量分泌物,可隔1~2天更换干敷料或贴新的淡膏药。疮面宜用盐水棉球揩净,避免污染,防止并发其他炎症。正常的无菌性化脓,脓色较淡,多为白色。若感染细菌而化脓,则脓色黄绿。经30~40天,灸疮结痂脱落,局部可留有瘢痕。

如灸疮干燥,无分泌物渗出,古人称为"灸疮不发",往往不易收效。可多吃一些营养丰富的食物,或服补气养血药物,以促使灸疮的正常透发,提高疗效。也有在原处再加添艾炷数壮施灸,以促使灸疮发作。

对瘢痕进行观察,常可判定临床疗效。如瘢痕灰白,平坦柔软,说明已达到治疗要求;如瘢痕紫黯,起坚硬疙瘩,病根未除,须在原处继续艾灸。

(二)临床应用

适用于全身各系统顽固病症而又适宜灸法者,如头风、中风、癫痫、哮喘、瘰疬、肺结核、慢性肠胃病、骨髓炎、关节病等。

(三)注意事项

(1)医师应严肃认真,专心致志,精心操作。施灸前应对患者说明施灸要求,消除恐惧心理。若需瘢痕灸,必须先征得患者同意。应处理好灸疮,防止感染。

(2)根据患者的体质和病证施灸,取穴要准,灸穴勿过多,热力应充足,火力宜均匀,切勿乱灸暴灸。

(3)灸治中,出现晕灸者罕见。若一旦发生晕灸,则应按晕针处理方法而行急救。

(4)施灸过程中,应防止艾火烧伤衣物、被褥等。施灸完毕,必须将艾炷熄灭,以防止发生火灾。对于昏迷、反应迟钝或局部感觉消失的患者,应注意勿灸过量,避免烧烫伤。

(5)灸法尤忌大怒、大劳、大饥、大倦,受热、冒寒。灸后不可马上饮茶,恐解火气。忌生冷瓜果。

二、麦粒灸

非化脓灸法主要是麦粒灸,即用麦粒大或黄豆大的小艾炷直接在腧穴施灸,灸后不引起化脓的方法。因其艾炷小,刺激强,时间短,收效快,仅有轻微灼伤或发疱,不留瘢痕,故目前在临床应用较多。更宜用于小儿病及头面穴。因须在艾炷烧近皮肤时用压灭方法中断灸火,故又称为压灸。

(一)方法

1.点燃

为防止艾炷滚落,可在灸穴抹涂一些凡士林,使之黏附,然后将麦粒大的艾炷放置灸穴上;用线香或火柴点燃,任其自燃,或微微吹气助燃。

2.移去或压灭

至艾炷烧近皮肤,患者有温热或轻微灼痛感时,即用镊子将未燃尽的艾炷移去或压灭,再施第2壮。也可待其燃烧将尽,有清脆之爆炸声,将艾炷余烬清除,再施第2壮。

3.灸穴疼痛

若需减轻灸穴疼痛,可在该穴周围轻轻拍打,以减轻痛感。若灸处皮肤呈黄褐色,可涂一点冰片油以防止起疱。

4.壮数

根据情况一般可用3~7壮。若第2次再在原处应用,每多疼痛,效果亦大

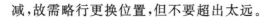

减,故需略行更换位置,但不要超出太远。

5.程度

本法灼痛时间短,约 20 秒,一般以不烫伤皮肤或不起疱为准。即使起疱,亦可在 2～3 天内结痂脱落,不遗瘢痕。

(二)临床应用

适用于气血虚弱、小儿发育不良及虚寒轻证等。对各种痛证与急性炎症,效果也很明显,每可立即生效。

(三)注意事项

(1)操作要熟练,避免烧伤。

(2)灸后如起小疱,宜涂甲紫溶液,令其自行吸收。

(3)如灸百会,灸前先剪去穴区头发(如中指甲大)一块,灸后半个月不洗头。

(4)若是小儿,要家长抱扶,配合治疗,以免意外。

第四节 艾炷隔物灸

艾炷隔物灸又称间接灸、间隔灸,是在艾炷与皮肤之间衬垫某些药物而施灸的一种方法。艾炷隔物灸具有艾灸与药物的双重作用,火力温和,患者易于接受。

一、隔姜灸

隔姜灸是在艾炷和皮肤间隔生姜片进行灸治的方法。早见于朱端章《卫生家宝方·痈疽发背方》,而后清代吴尚先的《理瀹骈文》等也有记载。本法有温中散寒、和胃止呕等治疗作用。

(一)方法

将新鲜老姜,沿生姜纤维切成厚 0.2～0.5 cm 的姜片(大小据穴区部位所在和所选艾炷大小决定),中间用针扎小孔数个。置施灸穴位上,用大艾炷或中艾炷点燃,放在姜片中心施灸。若患者有灼痛感时,可将姜片提起,使之离开皮肤片刻,旋即放下,再行灸治,反复进行。以局部皮肤潮红湿润为度。一般每次施灸 5～10 壮。

（二）临床应用

温中散寒,和胃止呕,祛寒解表。适用于感冒、咳喘、呕吐、胃痛、腹痛、腹泻、遗精、阳痿、不孕、痛经、面瘫、风寒湿痹等。

（三）注意事项

（1）用新鲜老姜,现切现用为好,不用干姜和嫩姜。

（2）姜片厚薄根据灸治部位和病证而定。面部等敏感处要厚些,急性病、痛证要薄些。

（3）如不慎起水疱时,须防止感染。

二、隔蒜灸

隔蒜灸又称蒜钱灸,是在艾炷和皮肤间隔蒜片进行灸治的方法。早见于葛洪《肘后备急方》,古人主要用于痈疽,现代还用于肺结核和疣等。除此之外,还有用蒜泥、药粉和艾绒铺在背部的长蛇灸。

（一）方法

1.隔蒜片灸

将独头大蒜横切成厚约0.3 cm的薄片,用针扎孔数个,放在患处或施灸穴位上,用大、中艾炷点燃放在蒜片中心施灸,每施灸4～5壮,须更换新蒜片,继续灸治。

2.隔蒜泥灸

将大蒜捣成蒜泥状,制成厚约0.3 cm的圆饼,置患处或施灸穴位,再上置艾炷,点燃施灸。

此两种隔蒜灸法,每穴每次宜灸足7壮,以灸处泛红为度。

（二）临床应用

消肿拔毒,散结止痛。用于治疗痈、疽、疮、疖、瘰疬、肺结核、腹中积块及蛇蝎毒虫所伤等病症。

（三）注意事项

（1）用新鲜大蒜,现切现用为好。

（2）蒜片厚薄根据灸治部位和病证而定。面部等敏感处要厚些,急性病、痛证要薄些。

（3）如不慎起水疱时,须防止感染。

三、隔盐灸

隔盐灸是用盐做隔物进行艾灸的方法。早见于《肘后备急方》,用治小便不通、霍乱、蛇咬伤等。而后有用治阴证伤寒的。隔盐灸一般只能用于脐中,也就是神阙穴。近今有用竹圈隔盐灸的报道,可用于四肢躯干,从而扩大了它的主治范围。

(一)方法

1.隔盐灸

将纯干燥的食盐纳入脐中,填平脐孔,上置大艾炷施灸。如脐部凹陷不明显,可预先在脐周围一湿面圈,再填入食盐。如患者稍有灼痛,即应更换艾炷。也有于盐上放置姜片施灸,待患者有灼痛时,可将姜片提起,保留余热至燃完一炷。一般可灸3～7壮。急性病可多灸,不限制壮数。

2.竹圈隔盐灸

空心竹圈若干个,内径3～5 cm不等,高1 cm,再用两层纱布包裹其底部,纱布边缘用橡皮筋系紧在竹圈的外围。竹圈内均匀铺上食盐,以能遮盖纱布为限,然后在竹圈内再装满艾绒,中央隆起,不能太松。点燃艾绒,使其慢慢燃烧至底部盐层响起噼啪声,1圈可灸20～30分钟。

(二)临床应用

回阳、救逆、固脱,适用于急性腹痛、吐泻、痢疾、脱证、癃闭等。

(三)注意事项

(1)要求患者保持原有体位,呼吸匀称。

(2)如有脐部灼伤,要涂以甲紫溶液,并用消毒纱布覆盖固定,以免感染。

(3)竹圈隔盐灸时,如患者疼痛难忍,可将竹圈稍离穴位。

四、隔附子灸

隔附子灸首见于唐代《备急千金要方》,《外台秘要》用治痈疽、风聋等。后世有用于外科疮久成瘘者。隔物分为附子片和附子饼两种,有温经散寒、温肾壮阳作用。

(一)方法

1.附子片灸

将附子用水浸透后,切成0.3～0.5 cm的薄片,用针扎数孔,放施灸部位施灸(同隔姜灸法)。

2.附子饼灸

取生附子切细研末,用黄酒调和做饼,大小适度,厚 0.4 cm,中间用针扎孔,置穴位上,再以大艾炷点燃施灸,附子饼干焦后再换新饼,直灸至肌肤内温热、局部肌肤红晕为度。日灸 1 次。

(二)临床应用

附子性味辛温大热,有温肾壮阳的作用,与艾灸并用,适用于各种阳虚证,如阳痿、早泄、遗精、疮疡久溃不敛、痛经等。

(三)注意事项

(1)注意室内通风。

(2)选择平坦不易滑落处灸治。

(3)阴虚火旺及过敏体质者不宜。

五、隔药饼灸

隔药饼灸又称药饼灸,可分为两类。一类为单味中药或加 1～2 味辅助中药研末制作而成的隔药饼灸,如上述的隔附子饼灸等;另一类系指将复方中药煎汁或研末后加入少量赋形剂制成小饼状,并隔此药饼用艾炷灸或艾条灸的一种间接灸法。

(一)方法

1.药饼的分类

大致可分为两类:一为针对某些病证的,如骨质增生药饼、溃疡性结肠炎药饼、足跟痛药饼、硬皮病药饼等;一类为根据中医治则制作的药饼,如活血化瘀药饼、健脾益气药饼、补肾药饼等。

2.药饼制作法

(1)药汁浓缩法:按配方称取各味中药,加水适量煎 2 次,去渣,再以文火浓缩至一定量,加入赋形剂;亦可根据要求,部分药物煎汁浓缩,部分药物研末成粉,二者混合调匀后加入赋形剂。用特制的模子压成薄饼。

(2)研末调和法:可配方称取药物,研极细末,一般要求过 200 目筛,装瓶密封备用。用时据临床需要临时用调和剂调和,再用特制的模子压成药饼。目前,常用的调和剂有醋、黄酒、乙醇、姜汁、蜂蜜等。

也可先按上法研成极细末备用,临用时据证情可分别选用大蒜、嫩姜、葱白等其中之一,与药粉各取适量,一齐捣烂,用模子压成药饼。

3.药饼灸法

根据病证选用药饼。隔药饼灸,多取经穴,亦可用阿是穴;可只取单穴,亦可多穴同用。应用时,将药饼置于穴位上,将中或大壮艾炷隔饼施灸,患者觉烫时可略做移动,壮数多少据症情而定。灸疗过程中,如药饼烧焦,应易饼再灸。一般于灸毕移去药饼,亦可根据病证特点和药饼的性质,灸毕仍留置药饼于穴区,固定数小时后去掉。灸治的间隔时间与疗程,可视病证而定。

(二)临床应用

近年来隔药饼灸在临床上应用颇广,且多用于难治性病证,如骨质增生及脊髓空洞症、冠心病、慢性非特异性溃疡性结肠炎、小儿硬皮病、胃下垂、软组织损伤、足跟痛、过敏性鼻炎等。另外,还可用于保健与延缓衰老等。

(三)注意事项

(1)药饼的配方及制作,应根据病证具体情况决定。

(2)药饼要求新鲜配制,现制现用,每只药饼只能使用1次。

(3)灸后如出现水疱、灼伤等情况,可按前述的方法来处理。

第五节　艾条悬起灸

艾条悬起灸是将艾条和穴区保持一定距离进行灸治的方法,主要有温和灸、回旋灸、雀啄灸3种。

一、温和灸

温和灸是将艾条和穴区保持一定距离,局部皮肤温热而无灼痛的艾条灸法。

(一)方法

将艾卷的一端点燃,对准应灸的腧穴部位或患处,距离皮肤2～3 cm,进行熏烤(图2-2),使患者局部有温热感而无灼痛为宜,一般每穴灸20～30分钟,至皮肤红晕潮湿为度。

若遇到昏厥或局部知觉减退的患者及小儿时,医师可将一手示、中两指置于施灸部位两侧,这样可以通过医师的手指来测知患者局部受热程度,以便随时调节施灸距离,掌握施灸时间,防止烫伤。

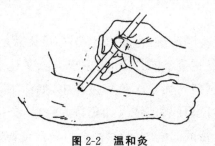

图 2-2　温和灸

(二)临床应用

临床应用广泛,适用于一切灸法主治病症。用温和灸,艾条距皮肤 1~1.5 cm。

(三)注意事项

(1)灸治时艾条要和皮肤保持一段距离,其热力要注意因人、因病而异。

(2)本法力缓,不宜于急重病证。

二、回旋灸

回旋灸是用艾条在穴位上往返回旋施灸的方法。

(一)方法

点燃艾条,悬于施灸部位上方约 3 cm 高处。艾条在施灸部位上左右往返移动,或反复旋转进行灸治(图 2-3)。使皮肤有温热感而不致灼痛,以局部深色红晕为宜。一般每穴灸 20~30 分钟,移动范围在 3 cm 左右。

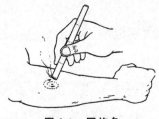

图 2-3　回旋灸

(二)临床应用

热力强,适用于急性病症、病灶较小的痛点,尤其是病损表浅而面积大者,如神经性皮炎、牛皮癣、股外侧皮神经炎、皮肤浅表溃疡、带状疱疹等,对风寒湿痹及面瘫也有效。

(三)注意事项

同温和灸。

三、雀啄灸

艾条灸的一种,用艾条在穴位处上下移动,因其如鸟雀啄食样,故名。

(一)方法

置点燃的艾条于穴位上约3 cm高处,艾条一起一落,忽近忽远上下移动,如鸟雀啄食样(图2-4)。一般每穴灸5分钟。此法热感较强,注意防止烧伤皮肤。

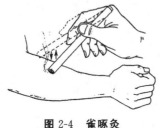

图2-4 雀啄灸

(二)临床应用

温经通络。多用于昏厥急救、小儿疾患、胎位不正、无乳等。

(三)注意事项

(1)不可太靠近皮肤,尤其是小儿和皮肤知觉迟钝者。

(2)可配合三棱针、皮肤针放血,但要注意局部消毒。

第六节 温针灸和温灸器灸

一、温针灸

温针灸是针刺与艾灸结合应用的一种方法,适用于既需要留针而又适宜用艾灸的病症。本法兴于明代,高武《针灸聚英》、杨继洲《针灸大成》均有记载。现代临床应用广泛,简便易行,针灸并用,值得推广。

(一)方法

将针刺入腧穴得气后给予适当补泻手法,留针时将纯净细软的艾绒捏在针尾上,或用艾条一段(长1~2 cm),插在针柄上,均应距皮肤2~3 cm,再从下端点燃施灸(图2-5)。待艾绒或艾条烧完后除去灰烬,将针取出。

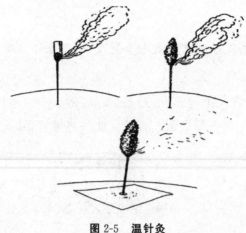

图 2-5 温针灸

帽状艾炷的主要成分是艾叶炭,类似无烟艾条,长度为 2～3 cm,直径为 0.5～1 cm,一端有小孔,点燃后可插在针柄上,无烟,可燃烧 30 分钟,形如帽状,故名之。

(二)临床应用

温经散寒,活血通脉。用于风湿痹证和各种疼痛等。

(三)注意事项

(1)嘱患者不要任意移动肢体,以防灼伤。

(2)严防艾火脱落,可预先用硬纸剪成圆形纸片,并剪一至中心的小缺口,置于针下穴区上。

二、温灸器灸

温灸器的式样很多,大多底部有数十个小孔,内有小筒一个,可以于装置艾绒和药末后点燃,然后在灸穴或相应部位上来回熏熨,其实是熨法的一种。以下介绍一种温灸筒,可以固定在腧穴上持续灸疗,以治疗疾病。

(一)方法

1.温灸筒结构

灸筒由内筒、外筒两个相套而成,均用 2～5 mm 厚度的铁片或铜片制成。内筒和外筒的底、壁均有孔,外筒上用一活动顶盖扣住,无走烟孔,施灸时可使热力下返,作用加强。内筒安置一个定位架,使内筒与外筒间距固定。外筒上安置一个手柄以便夹持或取下。亦可在外筒上安置两个小铁丝钩,其尾端可系松紧带以固定灸筒于腧穴上(图 2-6)。

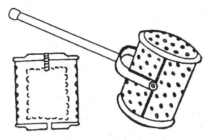

图 2-6 温灸筒

2.操作方法

(1)装艾:取出灸筒的内筒,装入艾绒至大半筒,然后用手指轻按表面艾绒,但不要按实。

(2)点火预燃:将内筒装入外筒,用火点燃中央部的艾绒(不能见火苗),放置室外,灸筒底面触之烫手而艾烟较少时,可盖上顶盖,取回施用。但必须注意,预燃不足则施灸时艾火易灭,过度则使用时艾火不易持久。

(3)施灸:将灸筒(底面向下)隔几层布放置于腧穴上即可,以患者感到舒适、热力足够而不烫伤皮肤为佳。

(4)固定:在灸筒上预置小铁丝钩,其尾端可系以一绳(或松紧带)之两端,如灸四肢偏外侧的穴位(如足三里),将两个铁丝钩分别钩住绳的两端,如此灸筒即可固定在穴位上。

(5)灸后处置:一般在下次灸时再将筒内艾灰倒出为妥。

(二)临床应用

1.主治

凡适用于艾灸的病症,可用本法施灸。尤其适用于慢性病,但贵在持之以恒。

2.灸量

久病羸弱,进食少而喜凉恶热者,可用小火灸治。前 15 天的灸量,腹部穴每次灸 20 分钟,背部、四肢穴每穴每次灸 15 分钟。待进食增多、体力增长后再用一般的灸量,头部灸 10 分钟,背部、四肢灸 20 分钟,腹部灸 30 分钟。

(三)注意事项

(1)极少数患者灸后可见头晕、口干、鼻衄、纳呆、乏力,应该减少灸量。

(2)各种慢性病,可用中脘、足三里等通腑理气。

(3)温灸时如觉过热,可增加隔布层数。若仍觉过热,可用布块罩在灸筒上,如此进入空气减少,温度即可下降。不热时则减少隔布,或将顶盖敞开片刻,但不可将筒倾倒。

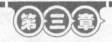

推拿手法

第一节 叩击类手法

一、拍法

(一)操作方法

以虚掌拍打体表。要求手指自然并拢,掌指关节微屈呈虚掌;拍打要平稳且有节奏,拍下后迅速提起,用力宜先轻后重(图3-1)。

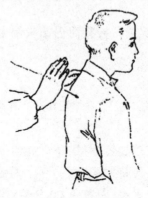

图 3-1 拍法

(二)临床应用

本法着力面较大,刺激较重,常用于肩背、腰臀和大腿部。具有舒筋活络,行气活血,缓急止痛等作用。

二、击法

(一)操作方法

用拳背、掌根、小鱼际,指端等击打体表。要求用力快速而短暂,垂直叩击体表,着力时不能拖抽,叩击频率要均匀而有节奏(图3-2)。

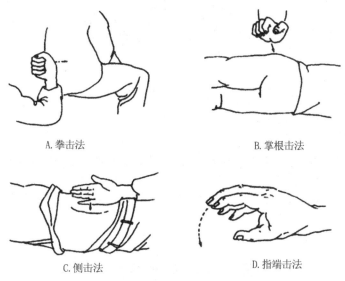

A.拳击法　　　　　　　　　　B.掌根击法

C.侧击法　　　　　　　　　　D.指端击法

图3-2　击法

(二)临床应用

本法力度较大,且动作迅速,对应用部位有较大冲击力,具有舒筋通络,调和气血,缓解痉挛,消瘀止痛的作用。不同的击法适用于不同的部位:拳击法多用于大椎穴与腰骶部,每次打击3~5下;掌根击法多用于臀部与大腿;小鱼际击法又称侧击法,可单手操作,也可合掌双手击打,多用于头部、肩背和四肢部;指端击法可用中指或三指、五指,用于全身各部。注意本法刺激较强,对老年体弱、久病体虚者慎用。

三、拳叩法

(一)操作方法

双手握空拳,用小鱼际和小指尺侧着力交替叩击体表。要求用小臂发力,腕部放松,快速而有节奏地叩打体表(图3-3)。

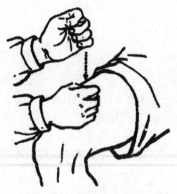

图 3-3　拳叩法

(二)临床应用

本法轻重交替,刺激较强,具有舒松筋脉,行气活血的作用。拳叩法多用于肩背、腰骶和大腿等部位。

第二节　挤压类手法

一、按法

(一)操作手法

以手指或掌着力,逐渐用力,按压一定的部位或穴位。要求按压的方向垂直向下,用力由轻渐重,平稳而持续不断,使压力深透(图 3-4)。

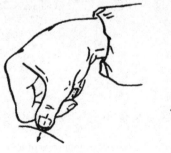
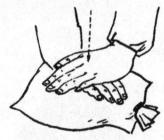

A. 指按法　　　　　　　　　B. 叠掌按法

图 3-4　按法

(二)临床应用

本法刺激较强,适用于全身各部位。具有通经活络,解痉止痛,开通闭塞等作用。临床应用时,指按法可用于全身各部位和穴位,掌按法多用于腰背及臀部,叠掌按法多用于脊背部。

二、点法

(一)操作方法

用指端或屈曲的指间关节突起部按压某一穴位或部位。要静止发力,逐渐加压,以得气或患者能够耐受为度,不可久点(图 3-5)。

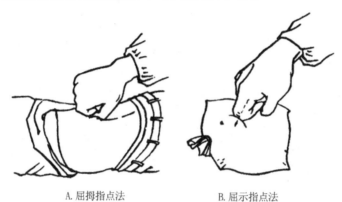

A. 屈拇指点法　　　　　　B. 屈示指点法

图 3-5　点法

(二)临床应用

本法为刺激较强的手法,其应用范围和作用与按法大致相同,但多用于骨缝处的穴位和某些小关节的压痛点等。

三、拿法

(一)操作方法

以拇指与示、中二指相对用力捏住某一部位或穴位,逐渐用力并做持续的捏揉动作,为三指拿法;如加上环指一起揉捏则为四指拿法;如再加上小指同时着力则为五指拿法,也称抓法。要求用指面着力,揉捏动作要连续不断,用力由轻到重,再由重到轻(图 3-6)。

(二)临床应用

本法刺激较强,常用于颈项、肩背和四肢等部位。具有疏通经络,解表发汗,镇静止痛,开窍醒神等作用。临床应用时,三指拿常用于颈项,肩部和肘、膝、腕、踝等关节处;四指拿多用于上臂、大腿和小腿后侧;五指拿多用于头部、腰背部等。

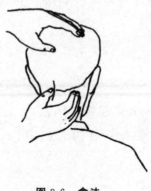

图 3-6　拿法

四、捻法

(一)操作方法

用拇指和示指的指面着力,捏住一定部位,稍用力做对称的搓捻动作。要求捻动快速灵巧,移动缓慢(图 3-7)。

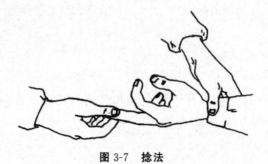

图 3-7　捻法

(二)临床应用

本法是比较轻柔缓快的手法,多用于四肢小关节,如手指、足趾等部位。具有滑利关节,通经活络,促进末梢血液循环等作用。

五、掐法

(一)操作方法

以拇指指甲着力,在一定穴位或部位上深深掐压,要求用力平稳,逐渐加重,以有得气感为度;若用于急救,则用力较重,以患者清醒为度(图 3-8)。

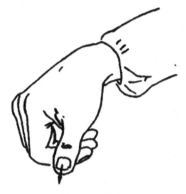

图 3-8　掐法

(二)临床应用

本法刺激性极强,临床较少应用。常作为急救手法,治疗昏厥、惊风、肢体痉挛、抽搐等,具有开窍醒神,镇惊止痛,解除痉挛等作用。

第三节　摩擦类手法

一、推法

(一)操作方法

以手指、掌、肘部着力,紧贴皮肤,做缓慢的直线推动。要求用力均匀,始终如一,重而不滞,轻而不浮(图 3-9)。

(二)临床应用

本法适用于全身各部位,具有理顺经脉,舒筋活络,行气活血,消肿止痛等作用。临床应用时,指推法多用于头项、胸腹、腰背和四肢部的穴位和病变较小的部位,掌推法多用于肩背与腰骶部,肘推法多用于脊背、腰骶部,分推法多用于头面、胸腹和背部。

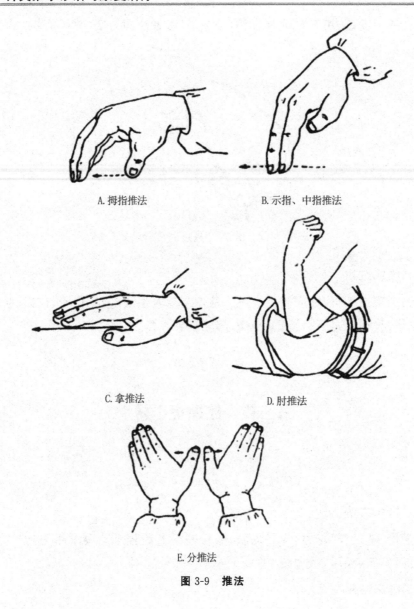

A. 拇指推法   B. 示指、中指推法

C. 拿推法   D. 肘推法

E. 分推法

图 3-9 推法

二、摩法

(一)操作方法

以手掌面或示、中、环三指指面着力,用前臂发力,连同腕部做盘旋活动,带动掌、指等着力部位做环形抚摩动作,可顺时针或逆时针方向摩动,每分钟 50～160 次。要求用力平稳,不可按压,不带动皮下组织(图 3-10)。

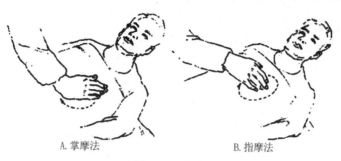

A. 掌摩法　　　　　　　　　　B. 指摩法

图 3-10　摩法

(二)临床应用

本法轻柔和缓,刺激量小,适用于全身各部位。具有健脾和中,消食导滞,理气止痛,活血散瘀,消肿止痛等作用。临床应用时,指摩法多用于胸腹及头面部,掌摩法多用于腹部、腰背和四肢部。

三、擦法

(一)操作方法

以手掌面或大、小鱼际处着力,进行直线往返摩擦,要求着力部分紧贴皮肤,但不可重压;不论是上下擦还是左右擦,均须沿直线往返进行,不能㖞斜;用力要均匀、连续,先慢后快,以局部深层发热为度,注意不要擦破皮肤,可使用润滑介质(图 3-11)。

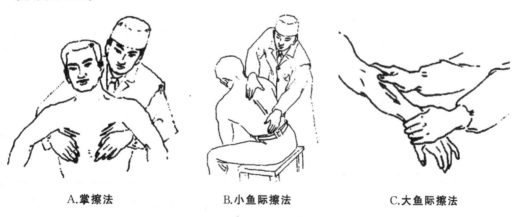

A.掌擦法　　　　　　　B.小鱼际擦法　　　　　　　C.大鱼际擦法

图 3-11　擦法

(二)临床应用

本法温热柔和,可用于全身各部位,具有温经散寒,活血通络,调理脾胃,温中止痛,消肿散结等作用。临床应用时,掌擦法多用于胸腹和腰骶部,大鱼际擦法多用于面部、胸腹及上肢,小鱼际擦法多用于肩背、腰骶和臀部。

四、搓法

(一)操作方法

用双掌手面挟住一定部位,相对用力做方向相反的来回快速搓揉,要求双手用力对称,搓动轻快、柔和、均匀,移动缓慢(图3-12)。

(二)临床应用

本法轻快柔和,常用于四肢、胁肋等部位。具有舒筋活络,行气活血,疏肝理气、放松肌肉等作用。

五、抹法

(一)操作方法

以拇指螺纹面贴紧皮肤,做上下左右或弧形曲线的往返推动。要求用力轻柔,不可重滞;动作轻快灵活,但不能飘浮(图3-13)。

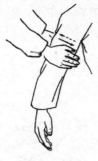

图3-12 搓法

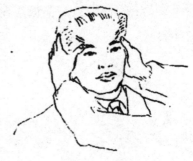

图3-13 抹法

(二)临床应用

本法常作为临床治疗的开始或结束手法,主要用于头面部和手掌部。具有开窍醒目,镇静安神等作用。

第四节 摆动类手法

一、一指禅推法

(一)操作方法

手握空拳,拇指盖住拳眼,以拇指端或指面、偏峰着力,沉肩垂肘,手腕悬屈,以前臂摆动带动拇指指间关节的屈伸活动。摆动幅度要均匀一致,每分钟120~160次,紧推慢移,做缓慢的直线或循经往返移动(图3-14)。

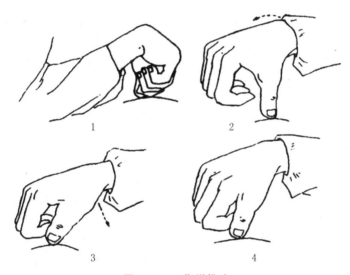

图 3-14 一指禅推法

(二)临床应用

本法着力点小,压强较大,刺激深透柔和,具有舒筋活络,调和营卫,行气活血,健脾和胃的作用。本法可用于全身各部穴位或部位,其中指峰推多用于四肢关节部和腰臀部;指面推多用于胸腹部和颈项部;偏峰推多用于头面部。

二、擦法

(一)操作方法

以小鱼际掌背侧至第3掌指关节部着力,用前臂旋转摆动,带动腕部屈伸、外旋的连续不断的动作。要求压力均匀柔和,擦动时贴紧体表,动作协调、连续,每分钟 120～160 次(图 3-15)。

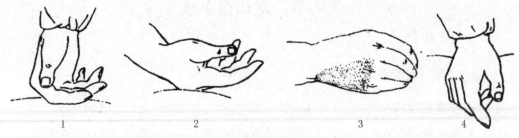

1　　　　　2　　　　　3　　　　　4

图 3-15　擦法

(二)临床应用

本法接触面积大,压力大而柔和,除头面部、胸腹部外,全身各部均可使用。具有舒筋活血,滑利关节,缓解肌肉、韧带痉挛,消除肌肉疲劳等作用。临床应用时,掌背擦法多用于肌肉丰厚的部位,小鱼际擦法多用于颈项部,掌指关节擦法多用于腰臀、大腿等部位。

三、揉法

(一)操作方法

以鱼际、手掌、手指螺纹面和肘、小臂尺侧等部位着力,吸定于一定部位和穴位上,做轻柔缓和的顺时针或逆时针旋转推动,并带动皮下组织。要求压力均匀适度,揉动和缓协调,不能滑动和摩擦,每分钟120～160 次(图 3-16)。

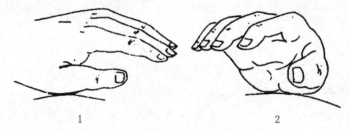

1　　　　　　　　　2

图 3-16　揉法

(二)临床应用

本法着力面积有大有小,刺激缓和,柔软舒适,全身各部位均可使用。具有宽中理气,消积导滞,舒筋活络,温通气血,活血祛瘀等作用。临床应用时,鱼际揉多用于头面、颈项和四肢部,掌揉多用于胸腹和腰背部,指揉多用于头面、胸腹和四肢部的穴位,肘臂揉多用于腰臀等肌肉丰厚的部位。

第五节 振动类手法

一、抖法

(一)操作方法

用双手握住患肢远端,用力做小幅度的上下连续抖动。要求患者尽量放松肢体肌肉,抖动的幅度由小渐大,抖动频率要快,使患肢有松动感(图 3-17)。

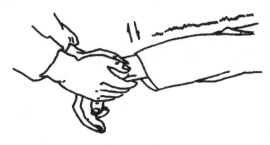

图 3-17 抖法

(二)临床应用

本法比较柔和、轻快、舒松,常用于上肢、下肢和腰部。具有疏通经络,滑利关节,松解粘连等作用。

二、振法

(一)操作方法

以手掌或手指为着力点,按压在一穴位或部位上,做连续不断的快速颤动。要求前臂和手静止发力,使肌肉强力收缩,产生快速振动,幅度要小,频率要快,振动不可时断时续(图 3-18)。

(二)临床应用

本法作用温和,常用于胸腹、头面和肢体部。具有祛瘀消积,和中理气,消食导滞,调节胃肠功能等作用。

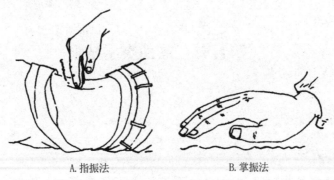

A.指振法 B.掌振法

图 3-18 振法

第六节 运动关节类手法

一、摇法

(一)操作方法

用一手握住(或扶住)被摇关节近端的肢体,另一手握住关节远端的肢体,做缓和回旋的转动,因施术部位不同,操作和名称各异。

1.颈项摇法

一手托住下颌部,一手扶住后顶,做左右方向摇转(图 3-19)。

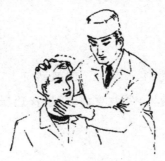

图 3-19 颈项摇法

2.肩部摇法

(1)握手摇法:一手扶住肩部,一手握住患者手部,做顺时针及逆时针方向摇动,使肩关节产生小幅度环转摇动(图 3-20)。

（2）托肘摇法：一手扶住肩部，一手托住肘部，做缓慢的双向摇动，使肩关节产生中等幅度的旋转活动（图3-21）。

（3）大幅度摇法：双手握住患者腕部，做肩关节的大幅度环摇转动（图3-22）。

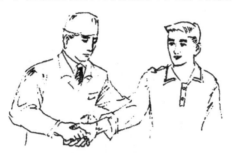

图 3-20　握手摇法

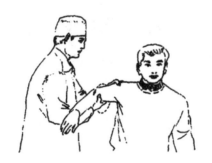

图 3-21　托肘摇法

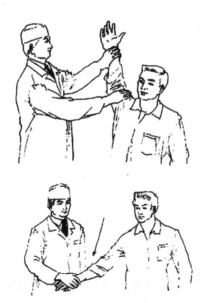

图 3-22　大幅度摇法

3.腰部摇法

患者取坐位,医师立于其身后,双手扶其两肩,一手前推,一手后拉,使其腰部向一侧旋转(图 3-23)。

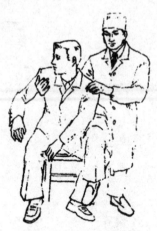

图 3-23　腰部摇法

4.髋部摇法

患者仰卧,屈髋屈膝各 90°,医师一手扶膝部,一手握其踝上,做髋关节的双向旋转摇动(图 3-24)。

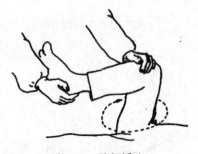

图 3-24　髋部摇法

5.踝部摇法

患者仰卧,下肢伸直,医师一手托其足跟,另一手握住其足趾部,做踝关节的环转摇动(图 3-25)。

(二)临床应用

本法属于肢体关节被动运动的一种手法,常在手法编排套路的中后段使用,有滑利关节,松解粘连的作用。注意本法运用时要因势利导,顺其自然不能超出生理活动的幅度。

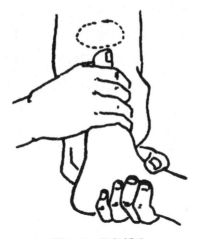

图 3-25　踝部摇法

二、扳法

(一)操作方法

用双手向相反方向或相同方向用力扳动肢体,使被扳动的关节伸展或旋转。扳动用力要稳,扳动的位置范围要准,动作轻巧,扳动范围不能超出生理功能的幅度。因使用部位不同,操作方法也不相同。

1.颈项斜扳法

患者端坐,颈部略前屈,医师一手托住下颌,一手扶其后顶,两手协同用力使头部向一侧缓慢旋转,当旋转到有明显阻力时,略停顿一下,随即用力再做一个有控制的增大旋转幅度($5°\sim10°$)的快速扳动(图 3-26)。

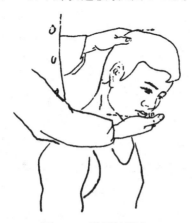

图 3-26　颈项斜扳法

2.腰部斜扳法

患者侧卧位,患侧在上,上面的腿屈髋约 90°,下面的腿伸直。医师对面站立,用一肘压住肩前部位,一肘压住臀部,同时用力使腰部被动扭转,当旋转到有明显阻力时,再做一个增大幅度的突然扳动,此时常听到"咯哒"响声,表示手法成功(图 3-27)。

3.腰部后伸扳法

患者俯卧,医师一手按压腰部,另一手托起其下肢,并用力向上扳动,使腰部产生过度后伸(图 3-28)。

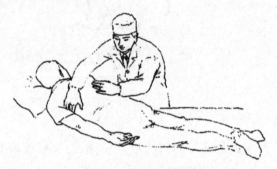

图 3-27　腰部斜扳法

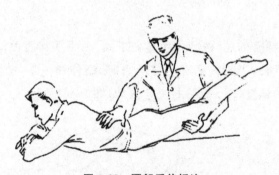

图 3-28　腰部后伸扳法

4.扩胸牵引扳法

患者取坐位,两手交叉扣住置于枕后,医师两手分别握住其两肘部往后拉,并用一侧膝部顶住其背部往前推,令患者配合深呼吸做俯仰动作,称扩胸牵引扳法(图 3-29)。

5.肩部扳法

一手扶住肩部,一手托住肘部,做肩关节的前屈、后伸,内收和外展的扳动。

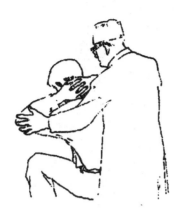

图 3-29 扩胸牵引扳法

(二)临床应用

本法只适用于四肢关节及脊柱部位,有滑利关节,整复错位,矫正畸形,恢复肢体功能等作用。

三、拔伸法

(一)操作方法

固定肢体或关节的一端,牵拉另一端的方法称拔伸法。要求依据不同部位和病情的要求,适当选择拔伸方向和力度,拔伸用力要持续、均匀。因拔伸使用的部位不同,操作方法也不相同。

1.颈部拔伸法

患者端坐,医师一手托住下颌,一手托住枕部,两手同时用力向上拔伸。

2.肩关节拔伸法

患者坐于矮凳上,医师双手握其腕上,用力向上拔伸(图 3-30)。

3.指间关节拔伸法

一手握住腕部,一手捏住指端,双手同时用力拔伸(图 3-31)。

(二)临床应用

拔伸法主要用于四肢和颈椎关节,有拉宽关节间隙,放松肌肉,松解粘连,理筋整复的作用。

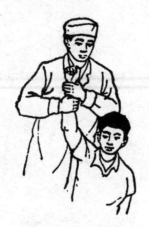

图 3-30　肩关节拔伸法

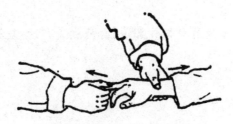

图 3-31　指间关节拔伸法

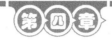

心脑系病证的针灸治疗

第一节 头 痛

一、偏头痛

偏头痛是一种反复发作性的头痛,发病常有季节性,有遗传倾向,女性多发,首次发病多在青春期前后。病因复杂,至今尚不十分清楚。有人认为颈交感神经反应性激惹、变态反应、短暂性脑水肿、短暂性垂体肿胀、内分泌障碍、精神因素与本病的发生有一定关系。

(一)临床表现

(1)常在疲劳、紧张、情绪激动、睡眠欠佳、月经期、特定季节发病。

(2)部分患者有短暂的前驱症状:嗜睡、精神不振或过分舒适、视物模糊、畏光、闪光、彩色火星、流泪、盲点、偏盲,或有肢体感觉异常、运动障碍等。

(3)头痛大多位于额、颞、眼区周围,局限于一侧,个别为双侧,呈剧烈跳痛、钻痛、胀裂痛,持续数小时至1~2天,间隔数天或数月后再发。

(4)可伴有胃肠道及自主神经症状:恶心、呕吐、腹胀、腹泻、多汗、流泪、面色苍白、皮肤青紫、心率加快或减慢。

(5)还有特殊类型的偏头痛。①眼肌麻痹性偏头痛:发作时伴有眼肌的麻痹,眼肌麻痹常在数天内恢复。②内脏型偏头痛:发作时伴有消化道症状或盆腔内疼痛。③基底动脉型偏头痛:枕颈部的发作性头痛,伴有共济失调、眩晕、耳鸣、口舌麻木等。

(二)辅助检查

可根据不同原因或不同的类型选用不同的检查项目,但多无特异性。

(三)体针疗法

1.处方

取穴分为 6 组,第一组取鱼腰、太阳、阳白;第二组取百会、风池等;第三组取相关节段内远隔部位的穴位,如膻中、紫宫、内关、神门等;第四组取相关节段内远隔部位的穴位,如 $T_{1\sim5}$ 夹脊穴、大杼、肺俞、厥阴俞;第五组取足三里、内庭;第六组取三阴交、太溪。

第一组、第三组、第五组穴位为一处方;第二组、第四组、第六组穴位为一处方。两种处方交替使用,每次取用 7~8 穴即可(指取用的穴位总个数,下同)。患侧取穴为主。

2.操作方法

常规消毒后,选用 28~30 号毫针,向下平刺阳白 0.7±0.1 寸,向后平刺太阳 1.2±0.2 寸,横向平刺鱼腰 0.7±0.1 寸。向前平刺百会 1.2±0.2 寸,向鼻尖方向斜刺风池 1.0±0.2 寸。向脊柱方向 45°斜刺 $T_{1\sim5}$ 夹脊穴、大杼、肺俞、厥阴俞 0.6±0.2 寸。向下平刺膻中、紫宫 1.2±0.2 寸,直刺内关 1.2±0.2 寸,直刺神门 0.4±0.1 寸。直刺足三里 2.0±0.5 寸,直刺内庭 0.8±0.2 寸。直刺三阴交 1.4± 0.2 寸,直刺太溪 0.8±0.2 寸。

每天针刺 1~2 次,每次留针 30 分钟,留针期间行针 3~5 次。均用中等强度捻转手法,捻转的幅度为 2~3 圈,捻转的频率为每秒 2~4 个往复,每次行针 10~30 秒。

(四)电针体穴疗法

1.处方

与体针疗法的选穴相同。取穴分为 6 组,第一组取印堂、鱼腰、太阳、阳白;第二组取百会、风池等;第三组取相关节段内远隔部位的穴位,如膻中、玉堂、紫宫、华盖、内关、神门等;第四组取相关节段内远隔部位的穴位,如 $T_{1\sim5}$ 夹脊穴、大杼、风门;第五组取足三里、内庭;第六组取三阴交、太溪。

第一组、第三组、第五组穴位为一处方;第二组、第四组、第六组穴位为一处方。两种处方交替使用,每次取用 4~6 穴即可(指取用的穴位总个数,包括左右两侧的穴位。下同)。患侧取穴为主。

2.操作方法

分为两步,第一步,进针操作与体针疗法一样;第二步为电针疗法操作方法。第一步操作完毕后,在第一组(头部的穴位)与第三组、第五组穴位之间,在第二组(头部的穴位)、第六组穴位与第四组穴位之间,分别连接电针治疗仪的两极导线,采用疏密波,刺激量的大小以出现明显的局部肌肉颤动或患者能够耐受为宜。每次电针治疗 20 分钟,每天治疗 1~2 次。

(五)灸法

多与针刺法配合使用,而且不能用于面部的穴位。

1.处方

取穴分为 3 组,第一组取 $T_{1~2}$ 夹脊穴、大杼、风门、三阴交、太溪;第二组取膻中、紫宫、内关、神门、足三里、内庭。两组穴位交替使用。每次取用 3~4 穴即可。第三组取头部的穴位,如印堂、鱼腰、太阳、阳白、百会、风池等,第三组穴位使用针刺法。

2.操作方法

第一组、第二组交替使用,用艾条温和灸,或用隔姜灸,每穴灸 15 分钟,使局部有明显的温热感为宜。第三组穴位每次均用。可先针第三组,再灸第一组、第二组。每天治疗 1~2 次。

(六)耳针疗法

1.处方

主穴、配穴同时取用,两侧交替。

主穴:典型偏头痛与普通型偏头痛均取一侧的颞区、大脑皮质、皮质下。

配穴:取另一侧的耳穴,女性患者加取卵巢区;丛集性头痛加取眼区;偏瘫型偏头痛取穴同典型偏头痛;基底动脉型偏头痛加取脑干区、枕颈区;眼肌麻痹性加取脑干;内脏型和典型者加取胃区。

2.操作方法

常规消毒后,用 28 号 0.5~1.0 寸毫针斜刺或平刺耳穴。每天针刺 1~2 次,每次留针 20 分钟,留针期间行针 2~3 次,用中等强度捻转手法,捻转的幅度为 2~3 圈,捻转的频率为每秒 2~4 个往复,每次行针 5~10 秒。

(七)电针耳穴疗法

1.处方

主穴、配穴同时取用,两侧交替。

主穴:典型偏头痛与普通型偏头痛均取一侧的颞区、大脑皮质、皮质下。

配穴:取另一侧的耳穴,女性患者加取卵巢区;丛集性头痛加取眼区;偏瘫型偏头痛取穴同典型偏头痛;基底动脉型偏头痛加取脑干区、枕颈区;眼肌麻痹性加取脑干;内脏型和典型者加取胃区。

在上述耳针疗法处方的基础上,选取单侧的体穴内关、后溪、合谷(双侧交替使用)。

2.操作方法

常规消毒后,用 28 号 0.5～1.0 寸毫针斜刺或平刺耳穴。用 28～30 号毫针,直刺内关 1.2±0.2 寸,直刺后溪 0.8±0.2 寸,直刺合谷 1.2±0.2 寸。然后在耳穴与内关、后溪、合谷之间分别连接电针治疗仪的两极导线,采用疏密波,刺激量的大小以出现明显的局部肌肉颤动或患者能够耐受为宜。每次电针 4～6 个穴位(指取用的穴位总个数,下同)(主穴、配穴交替),每次电针 20 分钟,每天治疗 1～2 次。没有接电疗仪的耳穴,按普通耳针疗法进行操作。

(八)耳穴贴压疗法

1.处方

主穴、配穴同时取用,两侧交替。

主穴:典型偏头痛与普通型偏头痛均取一侧的颞区、大脑皮质、皮质下。

配穴:取另一侧的耳穴,女性患者加取卵巢区;丛集性头痛加取眼区;偏瘫型偏头痛取穴同典型偏头痛;基底动脉型偏头痛加取脑干区、枕颈区;眼肌麻痹性加取脑干;内脏型和典型者加取胃区。

2.操作方法

用王不留行籽进行贴压法。常规消毒后,用 5 mm×5 mm 的医用胶布将王不留行籽固定于选用的耳穴,每穴固定 1 粒。让患者每天自行按压 3～5 次,每个穴位每次按压 2～3 分钟,按压的力量以有明显的痛感但又不过分强烈为度。隔 2～3 天更换 1 次,双侧耳穴交替使用。

(九)按语

(1)针灸治疗本病具有较好的疗效,治疗几次即可获效。

(2)诊断时应排除占位性病变。

二、丛集性头痛

丛集性头痛亦称偏头痛性神经痛、组胺性头痛、岩神经痛、Horton 头痛。多发于青壮年,男性发病率为女性的 4～7 倍。一般无家族史。

(一)临床表现

(1)患者在某个时期内突然出现一系列的剧烈头痛,许多患者的丛集期惊人地在每年的同一季节发生。一般无先兆症状。

（2）疼痛多见于眼眶和（或）额颜部，头痛为非搏动性剧痛，患者坐立不安或前俯后仰地摇动，为缓解疼痛，部分患者用拳击头部。许多患者的头痛在每天固定的时间内出现，每次发作持续 15 分钟至 3 小时，可自动缓解。发作连串持续 2 周到 3 个月（称为丛集期）。

（3）伴同侧眼结膜充血、流泪、眼睑水肿或鼻塞、流涕，有时出现瞳孔缩小、眼睑下垂、脸红颊肿等症状。

（4）间歇期可为数月到数年，其间症状完全缓解，但约有 10％的患者有慢性症状。

（二）辅助检查

检查项目多无特异性。

（三）体针疗法

1.处方

取穴分为 6 组，第一组取头部的穴位，如印堂、鱼腰、太阳、阳白；第二组取百会、风池等；第三组取相关节段内远隔部位的穴位，如膻中、玉堂、紫宫、华盖、内关、神门等；第四组取相关节段内远隔部位的穴位，如 $T_{1\sim5}$ 夹脊穴、大杼、风门；第五组取足三里、内庭；第六组取三阴交、太溪。

第一组、第三组、第五组穴位为一处方；第二组、第四组、第六组穴位为一处方。两种处方交替使用，每次取用 6～8 穴即可。

2.操作方法

常规消毒后，选用 28～30 号毫针，向下平刺印堂、阳白 0.7±0.1 寸，向后平刺太阳 1.2±0.2 寸，横向平刺鱼腰 0.7±0.1 寸。向前平刺百会 1.2±0.2 寸，向鼻尖方向斜刺风池 1.0±0.2 寸。向脊柱方向 45°斜刺 $T_{1\sim5}$ 夹脊穴、大杼、风门 0.6±0.2 寸。向下平刺膻中、玉堂、紫宫、华盖 1.2±0.2 寸，直刺内关 1.2±0.2 寸，直刺神门 0.4±0.1 寸。直刺足三里 2.0±0.5 寸，直刺内庭 0.8±0.2 寸。直刺三阴交 1.4±0.2 寸，直刺太溪 0.8±0.2 寸。

每天针刺 1～2 次，每次留针 30 分钟，留针期间行针 3～5 次。均用中等强度捻转手法，捻转的幅度为 2～3 圈，捻转的频率为每秒 2～4 个往复，每次行针 10～30 秒。

(四)电针体穴疗法

1.处方

与体针疗法的选穴相同。取穴分为 6 组,第一组取头部的穴位,如印堂、鱼腰、太阳、阳白;第二组取百会、风池等;第三组取相关节段内远隔部位的穴位,如膻中、玉堂、紫宫、华盖、内关、神门等;第四组取相关节段内远隔部位的穴位,如 $T_{1\sim5}$ 夹脊穴、大杼、风门;第五组取足三里、内庭;第六组取三阴交、太溪。

第一组、第三组、第五组穴位为一处方;第二组、第四组、第六组穴位为一处方。两种处方交替使用,每次取用 6～8 穴即可。

2.操作方法

分为两步,第一步,进针操作与体针疗法一样;第二步为电针疗法操作方法。第一步操作完毕后,在第一组(头部的穴位)与第三组、第五组穴位之间,在第二组(头部的穴位)、第六组穴位与第四组穴位之间,分别连接电针治疗仪的两极导线,采用疏密波,刺激量的大小以出现明显的局部肌肉颤动或患者能够耐受为宜。每次电针治疗 20 分钟,每天治疗 1～2 次。

(五)灸法

多与针刺法配合使用,而且不能用于面部的穴位。

1.处方

取穴分为 3 组,第一组取 $T_{1\sim5}$ 夹脊穴、大杼、风门、三阴交、太溪;第二组取膻中、玉堂、紫宫、华盖、内关、神门、足三里、内庭。两组穴位交替使用。第三组取头部的穴位,如印堂、鱼腰、太阳、阳白、百会、风池等,第三组穴位使用针刺法。每组选用 2～3 个穴位即可,交替使用。

2.操作方法

第一组、第二组交替使用,用艾条温和灸,或用隔姜灸,每穴灸 15 分钟,使局部有明显的温热感为宜。第三组穴位每次均用。可先针第三组,再灸第一组、第二组。每天治疗 1～2 次。

(六)耳针疗法

1.处方

主穴、配穴同时取用,两侧交替。

主穴:取一侧的颞区、大脑皮质、皮质下、下丘脑。

配穴:取另一侧的耳穴眼区、脑干区。

2.操作方法

常规消毒后,用 28 号 0.5～1.0 寸毫针斜刺或平刺耳穴。每天针刺 1～2 次,每次留针 20 分钟,留针期间行针 2～3 次,用中等强度捻转手法,捻转的幅度为 2～3 圈,捻转的频率为每秒 2～4 个往复,每次行针 5～10 秒。

(七)电针耳穴疗法

1.处方

主穴、配穴同时取用,两侧交替。

主穴:取一侧的颞区、大脑皮质、皮质下、下丘脑。

配穴:取另一侧的耳穴眼区、脑干区。

在上述耳针疗法处方的基础上,选取单侧的体穴内关、后溪、合谷(双侧交替使用)。

2.操作方法

常规消毒后,用 28 号 0.5～1.0 寸毫针斜刺或平刺耳穴。用 28～30 号毫针,直刺内关 1.2±0.2 寸,直刺后溪 0.8±0.2 寸,直刺合谷 1.2±0.2 寸。然后在耳穴与内关、后溪、合谷之间分别连接电针治疗仪的两极导线,采用疏密波,刺激量的大小以出现明显的局部肌肉颤动或患者能够耐受为宜。每次电针 4～6 个穴位(主穴、配穴交替使用),每次电针 20 分钟,每天治疗 1～2 次。没有接电疗仪的耳穴,按普通耳针疗法进行操作。

(八)耳穴贴压疗法

1.处方

主穴、配穴同时取用,两侧交替。

主穴:取一侧的颞区、大脑皮质、皮质下、下丘脑。

配穴:取另一侧的耳穴眼区、脑干区。

2.操作方法

用王不留行籽进行贴压法。常规消毒后,用 5 mm×5 mm 的医用胶布将王不留行籽固定于选用的耳穴,每穴固定 1 粒。让患者每天自行按压 3～5 次,每个穴位每次按压 2～3 分钟,按压的力量以有明显的痛感但又不过分强烈为度。隔 2～3 天更换 1 次,双侧耳穴交替使用。还可用埋针疗法,2～3 天更换 1 次。

(九)按语

(1)针灸治疗本病也具有较好的疗效,治疗几次即可获效。

(2)诊断时应排除占位性病变。

三、紧张性头痛

紧张性头痛又称肌收缩性头痛、精神肌源性头痛、单纯头痛、普通头痛等。主要由精神紧张及头颅周围肌肉张力增高所引起。

(一)临床表现

(1)长期焦虑、紧张、抑郁或睡眠障碍、高强度的工作、缺乏适当休息,以及某些单调、机械工种使头颈或肩胛带长期处于不良的姿势等均可诱发本病。

(2)头痛为非搏动性,常为双侧或整个头部的弥漫性紧压痛。枕区的疼痛多牵涉颈项及肩胛区疼痛。头痛的程度多为轻、中度。

(3)头痛影响日常工作,但并不阻止患者的活动。

(4)头颅周围及颈部、肩胛区肌肉有压痛。

(二)辅助检查

检查项目多无特异性。

(三)体针疗法

1.处方

取穴分为两组,第一组取头部、上肢的穴位,如印堂、鱼腰、太阳、百会、风池、合谷、后溪等;第二组取颈部脊髓节段支配区内的穴位(如颈部夹脊穴、玉枕、天柱等)、肩胛区内的穴位(如天宗、秉风、阿是穴等)。两组穴位交替使用,每次取用6~8穴即可,双穴者同时取用。

2.操作方法

常规消毒后,选用28~30号毫针,向下平刺印堂0.7±0.1寸,向后平刺太阳1.2±0.2寸,横向平刺鱼腰0.7±0.1寸,向前平刺百会1.2±0.2寸,向鼻尖方向斜刺风池1.0±0.2寸,直刺合谷1.2±0.2寸,直刺后溪0.8±0.2寸。直刺$C_{1\sim4}$夹脊穴、天柱0.8±0.2寸,平刺玉枕0.8±0.2寸,斜刺天宗、秉风1.0±0.2寸,肩胛区内的阿是穴采用斜刺法,并严格掌握针刺深度。

每天针刺1~2次,每次留针30分钟,留针期间行针3~5次。均用较强刺激手法针刺,捻转的幅度为3~4圈,捻转的频率为每秒3~5个往复,每次行针10~30秒。

(四)电针体穴疗法

1.处方

与体针疗法的选穴相同。取穴分为两组,第一组取头部、上肢的穴位,如印堂、太阳、百会、风池、合谷、后溪等;第二组取颈部脊髓节段支配区内的穴位(如颈部夹脊穴、玉枕、天柱等)、肩胛区内的穴位(如天宗、秉风、阿是穴等)等。两组穴位交替使用。每次电针 4～6 个穴位即可。

2.操作方法

分为两步,第一步,进针操作与体针疗法一样;第二步为电针疗法操作方法。第一步操作完毕后,在第一组的头部穴位与上肢的合谷、后溪之间,在第二组的头部穴位与肩胛区内的穴位之间,分别连接电针治疗仪的两极导线,采用疏密波,刺激量的大小以出现明显的局部肌肉颤动或患者能够耐受为宜。每次电针治疗 20 分钟,每天治疗 1～2 次。

(五)梅花针疗法

1.处方

取穴分为 3 组,第一组取头部的穴位,如前顶、百会、后顶、风池等;第二组取颈部的穴位,如颈部夹脊穴、玉枕、天柱等;第三组取肩胛区内的穴位,如天宗、秉风、阿是穴等。3 组穴位同时使用。

2.操作方法

常规消毒后,用较强的刺激手法叩打,叩打的重点部位是头颈部和肩胛带区的压痛点或压痛区。每个穴区每次扣打 3～5 分钟,以局部皮肤潮红起丘疹、不出血为度。每天治疗 1～2 次。

(六)灸法

多与针刺法配合使用,而且不能用于面部的穴位。

1.处方

取穴分为 3 组,第一组取 $T_{1\sim5}$ 夹脊穴、大杼、风门、三阴交、太溪;第二组取华盖、紫宫、内关、神门、足三里、内庭。两组穴位交替使用。第三组取头部的穴位,如印堂、太阳、百会、风池等,第三组穴位使用针刺法。

2.操作方法

第一组、第二组交替使用,用艾条温和灸,或用隔姜灸,每穴灸 15 分钟,使局部有明显的温热感为宜。第三组穴位每次均用。可先针第三组,再灸第一组、第二组。每天治疗 1～2 次。

(七)耳针疗法

1.处方

主穴、配穴同时取用,两侧交替。

主穴:取头部对应的单侧耳区,如额、颞区、枕、大脑皮质。

配穴:取另一侧的耳穴,即颈部、肩胛带对应耳区内的敏感点。

2.操作方法

常规消毒后,用28号0.5~1.0寸毫针斜刺或平刺耳穴。每天针刺1~2次,每次留针20分钟,留针期间行针2~3次,用较强捻转手法,捻转的幅度为3~4圈,捻转的频率为每秒3~5个往复,每次行针5~10秒。

(八)电针耳穴疗法

1.处方

主穴、配穴同时取用,两侧交替。

主穴:取头部对应的单侧耳区,如额、颞区、枕、大脑皮质。

配穴:取另一侧的耳穴,即颈部、肩胛带对应耳区内的敏感点。

在上述耳针疗法处方的基础上,选取单侧的体穴内关、后溪、合谷(双侧交替使用)。

2.操作方法

常规消毒后,用28号0.5~1.0寸毫针斜刺或平刺耳穴。用28~30号毫针,直刺内关1.2±0.2寸,直刺后溪0.8±0.2寸,直刺合谷1.2±0.2寸。然后在耳穴与内关、后溪、合谷之间分别连接电针治疗仪的两极导线,采用疏密波,刺激量的大小以出现明显的局部肌肉颤动或患者能够耐受为宜。每次电针4~6个穴位(主穴、配穴交替使用),每次电针20分钟。每天治疗1~2次。没有接电疗仪的耳穴,按普通耳针疗法进行操作。

(九)耳穴贴压疗法

1.处方

主穴、配穴同时取用,两侧交替。

主穴:取头部对应的单侧耳区,如额、颞区、枕、脑干、大脑皮质。

配穴:取另一侧的耳穴,即颈部、肩胛带对应耳区内的敏感点。

2.操作方法

用王不留行籽进行贴压法。常规消毒后,用5 mm×5 mm的医用胶布将王不留行籽固定于选用的耳穴,每穴固定1粒。让患者每天自行按压3~5次,每个穴位每次按压2~3分钟,按压的力量以有明显的痛感但又不过分强烈为度。隔2~3天更换1次,双侧耳穴交替使用。

(十)按语

(1)针灸治疗本病具有较好的疗效,治疗几次即可获效。

（2）诊断时应排除占位性病变。

（3）此外，对于焦虑、紧张、抑郁的患者，在使用针刺疗法治疗的同时，应在精神上给予诱导和劝慰。因工作繁重所致者，应设法调节作息规律，适当放松和注意休息。

四、外伤性头痛

头部的各种外伤均可引起头痛。临床表现因受伤部位及组织不同而异。

（一）临床表现

（1）头皮裂伤或脑挫伤后瘢痕形成，刺激颅内外痛觉敏感结构而引起头痛。疼痛部位比较局限，常伴有局部皮肤痛觉过敏。

（2）颈前部受伤累及颈交感神经链，导致支配头颅的交感神经失去控制而引起的头痛属自主神经功能异常性头痛。患者诉说一侧额颞区的发作性头痛，伴同侧瞳孔改变（先扩大后缩小），眼睑下垂及面部多汗。

（3）外伤后因颈肌持续收缩而出现的头痛和肌紧张性头痛的表现相类似，而且常与精神因素有关。

（4）外伤后神经不稳定性头痛常见于脑震荡后遗症，伴有头晕、耳鸣、失眠、注意力不集中，记忆力减退，精神萎靡不振或情绪易激动等症状。无神经系统的器质性损害。头痛与精神因素有一定关系。

（二）辅助检查

检查项目多无特异性。

（三）体针疗法

（1）头皮裂伤或脑挫伤后瘢痕形成，刺激颅内外痛觉敏感结构引起的头痛：取阿是穴、太阳、百会、风池、玉枕、天柱、合谷、后溪等。每次取用 4～7 个即可，交替使用。

常规消毒后，选用 28～30 号毫针，向下平刺阿是穴 0.8±0.2 寸，向后平刺太阳 1.2±0.2 寸，向前平刺百会 1.2±0.2 寸，向鼻尖方向斜刺风池 1.0±0.2 寸，直刺 $C_{1\sim4}$ 夹脊穴、天柱 0.8±0.2 寸，平刺玉枕 0.8±0.2 寸，直刺合谷 1.2±0.2 寸，直刺后溪 0.8±0.2 寸。

每天针刺 1～2 次，每次留针 30 分钟，留针期间行针 3～5 次。均用较强刺激手法针刺，捻转的幅度为 3～4 圈，捻转的频率为每秒 3～5 个往复，每次行针 10～30 秒。用较强的刺激手法针刺。每天治疗 1～2 次，每次治疗 20～30 分钟。

留针期间行针 3～4 次。

(2)外伤引起的自主神经功能异常性头痛:取穴分为两组,第一组取头部、上肢的穴位,如印堂、太阳、百会、风池、合谷、后溪等;第二组取 $T_{1～2}$ 节段区内的穴位,如相应的夹脊穴、背俞穴、内关、合谷等。每次取用 4～6 个即可,两组穴位交替使用。

常规消毒后,选用 28～30 号毫针,向脊柱方向 45°斜刺 $T_{1～2}$ 夹脊穴、大杼、风门 0.6±0.2 寸。向下平刺印堂 0.7±0.1 寸,向后平刺太阳 1.2±0.2 寸,向前平刺百会 1.2±0.2 寸,向鼻尖方向斜刺风池 1.0±0.2 寸,直刺合谷、内关 1.2±0.2 寸,直刺后溪 0.8±0.2 寸。

每天针刺 1～2 次,每次留针 30 分钟,留针期间行针 3～5 次。均用较强刺激手法针刺,捻转的幅度为 3～4 圈,捻转的频率为每秒 3～5 个往复,每次行针10～30 秒。

用较强的刺激手法针刺,捻转的幅度为 3～4 圈,捻转的频率为每秒 3～5 个往复,每次行针 10～30 秒。每天治疗 1～2 次,每次治疗 20～30 分钟。留针期间行针 3～4 次。

(3)外伤后因颈肌持续性收缩引起的头痛:取穴分为两组,第一组取头部、上肢的穴位,如印堂、太阳、百会、风池、合谷、后溪等;第二组取颈部脊髓节段支配区内的穴位(如颈部夹脊穴、玉枕、天柱等)、肩胛区内的穴位(如天宗、秉风、阿是穴等)等。每次取用 4～6 个即可,两组穴位交替使用。

常规消毒后,选用 28～30 号毫针,向下平刺印堂 0.7±0.1 寸,向后平刺太阳1.2±0.2 寸,向前平刺百会 1.2±0.2 寸,向鼻尖方向斜刺风池 1.0±0.2 寸,直刺合谷 1.2±0.2 寸,直刺后溪 0.8±0.2 寸。直刺 $C_{1～4}$ 夹脊穴、天柱 0.8±0.2 寸,平刺玉枕 0.8±0.2 寸,斜刺天宗、秉风 1.0±0.2 寸,肩胛区内的阿是穴采用斜刺法,并严格掌握针刺深度。

每天针刺 1～2 次,每次留针 30 分钟,留针期间行针 3～5 次。均用较强刺激手法针刺,捻转的幅度为 3～4 圈,捻转的频率为每秒 3～5 个往复,每次行针10～30 秒。

(4)外伤后神经不稳定性头痛:取太阳、鱼腰、百会、风池、玉枕、天柱、合谷、后溪等。

常规消毒后,选用 28～30 号毫针,向后平刺太阳 1.2±0.2 寸,横向平刺鱼腰0.7±0.1 寸,向前平刺百会 1.2±0.2 寸,向鼻尖方向斜刺风池 1.0±0.2 寸,直刺天柱 0.8±0.2 寸,平刺玉枕 0.8±0.2 寸,直刺合谷 1.2±0.2 寸,直刺后溪 0.8±0.2 寸。

每天针刺 1～2 次,每次留针 30 分钟,留针期间行针 3～5 次。用中等强度刺激手法行针,捻转的幅度为 2～3 圈,捻转的频率为每秒 2～4 个往复,每次行针 10～30 秒。

(四)电针体穴疗法

(1)头皮裂伤或脑挫伤后瘢痕形成,刺激颅内外痛觉敏感结构引起的头痛:取阿是穴、太阳、百会、风池、玉枕、天柱、合谷、后溪等。每次取用 4～6 个即可,交替使用。

操作方法分为两步:第一步进针操作与体针疗法一样,第二步为电针疗法操作方法。第一步操作完毕后,在头颈部穴位与上肢的合谷、后溪之间连接电针治疗仪的两极导线,采用疏密波,刺激量的大小以出现明显的局部肌肉颤动或患者能够耐受为宜。每次电针治疗 20 分钟,每天治疗 1～2 次。每次电针 4 个穴位即可。没有接电疗仪的穴位,按普通体针疗法进行操作。

(2)外伤引起的自主神经功能异常性头痛:取穴分为两组,第一组取头部、上肢的穴位,如印堂、太阳、百会、风池、合谷、后溪等;第二组取 $T_{1～5}$ 节段区内的穴位,如相应的夹脊穴、背俞穴、内关、合谷等。每次取用 4～6 个即可,两组穴位交替使用。

操作方法分为两步:第一步进针操作与体针疗法一样,第二步为电针疗法操作方法。第一步操作完毕后,在第一组的头部穴位与上肢的合谷、后溪之间,在第二组的夹脊穴、背俞穴与内关、合谷之间,分别连接电针治疗仪的两极导线,采用疏密波,刺激量的大小以出现明显的局部肌肉颤动或患者能够耐受为宜。每次电针治疗 20 分钟,每天治疗 1～2 次。每次电针 4 个穴位即可。

(3)外伤后因颈肌持续性收缩引起的头痛:取穴分为两组,第一组取头部、上肢的穴位,如印堂、太阳、百会、风池、合谷、后溪等;第二组取颈部脊髓节段支配区内的穴位(如颈部夹脊穴、玉枕、天柱等)、肩胛区内的穴位(如天宗、秉风、阿是穴等)等。每次取用 4～6 个即可,两组穴位交替使用。

操作方法分为两步:第一步进针操作与体针疗法一样,第二步为电针疗法操作方法。第一步操作完毕后,在第一组的头部穴位与上肢的合谷、后溪之间,在第二组的颈部穴位与肩胛区内的穴位之间,分别连接电针治疗仪的两极导线,采用疏密波,刺激量的大小以出现明显的局部肌肉颤动或患者能够耐受为宜。每次电针治疗 20 分钟,每天治疗 1～2 次。每次电针 4～6 个穴位即可。没有接电疗仪的穴位,按普通体针疗法进行操作。

(4)外伤后神经不稳定性头痛:取太阳、鱼腰、百会、风池、玉枕、天柱、合谷、后溪、内关等。每次电针4～6个穴位即可,交替使用。

操作方法分为两步:第一步进针操作与体针疗法一样,第二步为电针疗法操作方法。第一步操作完毕后,在头部穴位与上肢的合谷、后溪、内关之间连接电针治疗仪的两极导线,采用疏密波,刺激量的大小以出现明显的局部肌肉颤动或患者能够耐受为宜。每次电针治疗20分钟,每天治疗1～2次。

(五)耳针疗法

1.处方

主穴、配穴同时取用,两侧交替。

主穴:取一侧的大脑皮质、皮质下、脑干。

配穴:取另一侧的耳穴,头皮裂伤或脑挫伤后瘢痕形成,刺激颅内外痛觉敏感结构引起的头痛及外伤引起的自主神经功能异常性头痛,可同时选用或交替选用交感、额区、枕区、颈项区;外伤后因颈肌持续性收缩引起的头痛,取交感、颈项区;外伤后神经不稳定性头痛,取交感。

2.操作方法

常规消毒后,用28号0.5～1.0寸毫针斜刺或平刺耳穴。每天针刺1～2次,每次留针20分钟,留针期间行针2～3次,用中等强度或中等强度以上的刺激手法针刺。

(六)电针耳穴疗法

1.处方

主穴、配穴同时取用,两侧交替。

主穴:取一侧的大脑皮质、皮质下。

配穴:取另一侧的交感、额区、枕区。

在上述耳针疗法处方的基础上,选取单侧的体穴神门、内关、太溪(双侧交替使用)。

2.操作方法

常规消毒后,用28号0.5～1.0寸毫针斜刺或平刺耳穴。用28～30号毫针,直刺神门0.4±0.1寸,直刺太溪0.8±0.2寸,直刺内关1.2±0.2寸。然后在耳穴与神门、太溪、内关之间分别连接电针治疗仪的两极导线,采用疏密波,刺激量的大小以出现明显的局部肌肉颤动或患者能够耐受为宜。每次电针4个穴位(交替使用耳穴),每次电针20分钟。每天治疗1～2次。没有接电疗仪的耳穴,按普通耳针疗法进行操作。

(七)耳穴贴压疗法

1.处方

主穴、配穴同时取用,两侧交替。

主穴:取一侧的大脑皮质、皮质下。

配穴:取另一侧的交感、额区、枕区。

2.操作方法

用王不留行籽进行贴压法。常规消毒后,用 5 mm×5 mm 的医用胶布将王不留行籽固定于选用的耳穴,每穴固定 1 粒。让患者每天自行按压 3～5 次,每个穴位每次按压 2～3 分钟,按压的力量以有明显的痛感但又不过分强烈为度。隔 2～3 天更换 1 次,双侧耳穴交替使用。

(八)按语

(1)针灸治疗本病具有较好的疗效,一般情况下治疗几次即可获效。

(2)使用针刺疗法治疗的同时,应注意休息。

五、颅内低压性头痛

腰椎穿刺是引起颅内低压性头痛的主要原因。

(一)临床表现

(1)腰椎穿刺后数小时内出现枕部的搏动性头痛,起坐或站立时头痛加剧,平卧后好转。

(2)一般在 1～3 天内自然恢复,个别患者可持续 10～14 天。

(二)辅助检查

无特异性检查项目。

(三)体针疗法

1.处方

取穴分为两组,第一组取头部穴位,如风池、太阳、百会等;第二组取肢体部的穴位,如内关、合谷、太溪等。两组穴位同时使用,每次取用 5～7 穴即可。

2.操作方法

常规消毒后,选用 28～30 号毫针,向后平刺太阳 1.2±0.2 寸,向前平刺百会 1.2±0.2 寸,向鼻尖方向斜刺风池 1.0±0.2 寸。直刺内关、合谷 1.2±0.2 寸,直刺太溪 0.8±0.2 寸。

每天针刺 1～2 次,每次留针 30 分钟,留针期间行针 3～5 次。使用中等强刺激手法针刺,捻转的幅度为2～3圈,捻转的频率为每秒2～4个往复,每次行针10～30秒。

(四)电针体穴疗法

1.处方

与体针疗法的选穴相同。取穴分为两组,第一组取头部穴位,如风池、太阳、百会等;第二组取肢体部的穴位,如内关、合谷、太溪等。两组穴位同时使用。

2.操作方法

分为两步,第一步,进针操作与体针疗法一样;第二步为电针疗法操作方法。第一步操作完毕后,在第一组穴位与第二组穴位之间,分别连接电针治疗仪的两极导线,采用疏密波,刺激量的大小以出现明显的局部肌肉颤动或患者能够耐受为宜。每次电针治疗20分钟,每天治疗1～2次。每次电针4～6个穴位即可。没有接电疗仪的穴位,按普通体针疗法进行操作。

(五)梅花针疗法

1.处方

取穴分为两组,第一组取头部的穴位,如前顶、百会、后顶、风池等;第二组取肢体部的穴位,如内关、合谷、足三里等。两组穴位同时使用。

2.操作方法

常规消毒后,用较强的刺激手法叩打,每个穴区每次叩打3～5分钟,以局部皮肤潮红起丘疹,不出血为度。每天治疗1～2次。

(六)耳针疗法

1.处方

主穴、配穴同时取用,两侧交替。

主穴:取一侧的大脑皮质、皮质下、脑干。

配穴:取另一侧的交感、枕、颞。

2.操作方法

常规消毒后,用28号0.5～1.0寸毫针斜刺或平刺耳穴。每天针刺1～2次,每次留针20分钟,留针期间行针2～3次,使用中等强刺激手法针刺,捻转的幅度为2～3圈,捻转的频率为每秒2～4个往复,每次行针10～30秒。

(七)电针耳穴疗法

1.处方

主穴、配穴同时取用,两侧交替。

主穴:取一侧的大脑皮质、皮质下、脑干。

配穴:取另一侧的交感、枕、颞。

在上述耳针疗法处方的基础上,选取单侧的体穴神门、内关、太溪(双侧交替使用)。

2.操作方法

常规消毒后,用 28 号 0.5～1.0 寸毫针斜刺或平刺耳穴。用 28～30 号毫针,直刺神门 0.4±0.1 寸,直刺三阴交 1.4±0.2 寸,直刺内关 1.2±0.2 寸。然后在耳穴与神门、内关、太溪之间分别连接电针治疗仪的两极导线,采用疏密波,刺激量的大小以出现明显的局部肌肉颤动或患者能够耐受为宜。每次电针 4 个穴位(交替使用耳穴),每次电针 20 分钟,每天治疗 1～2 次。没有接电疗仪的耳穴,按普通耳针疗法进行操作。

(八)耳穴贴压疗法

1.处方

主穴、配穴同时取用,两侧交替。

主穴:取一侧的大脑皮质、皮质下、脑干。

配穴:取另一侧的交感、枕、颞。

2.操作方法

用王不留行籽进行贴压法。常规消毒后,用 5 mm×5 mm 的医用胶布将王不留行籽固定于选用的耳穴,每穴固定 1 粒。让患者每天自行按压 3～5 次,每个穴位每次按压 2～3 分钟,按压的力量以有明显的痛感但又不过分强烈为度。隔 2～3 天更换 1 次,双侧耳穴交替使用。

(九)按语

采用针刺疗法治疗本病的同时,应鼓励患者多饮水,如每天口服盐水 2 000～3 000 mL,取头低位卧床休息有利于头痛缓解。

六、其他原因引起的头痛

眼、鼻、鼻旁窦、耳等部位的许多疾病均可引起头痛。

(一)临床表现

(1)青光眼、虹膜炎、眼眶肿瘤、球后视神经炎、高度远视、眼外肌不平衡等原因均可引起球后或额颞区的疼痛。

（2）鼻腔或鼻旁窦发炎时，因黏膜充血水肿可引起牵涉性头痛。急性鼻旁窦炎时常引起眼球周围或额颞区的头痛。因鼻旁窦内的脓性分泌物经过一夜睡眠后积聚增多，所以患者清晨起床后头痛特别严重，待脓液排出后头痛明显减轻。

（3）急性乳突炎可引起耳后部疼痛。

（4）疱疹性膝状神经节炎引起的疼痛常位于外耳道内或耳后，疼痛数天后出现带状疱疹及面瘫。

（5）颈源性头痛。

此外，鼻腔肿瘤、鼻咽部肿瘤、牙周脓肿、下颌关节功能障碍等均可引起头部的牵涉性疼痛。颅内的占位性病变及高血压亦可引起头痛。

（二）辅助检查

应结合原发性疾病的一系列症状注意进行相应的检查。

（三）治疗

对这一类头痛主要做病因治疗。非占位性病变引起的头痛，可把针灸疗法作为主要的治疗方法来使用。但占位性病变引起的头痛，只能把针灸疗法作为辅助的治疗方法来使用。

（四）按语

（1）除占位性病变引起的头痛之外，一般情况下，针灸疗法对各类头痛均具有较好的疗效。

（2）应重点对原发性疾病进行治疗。

第二节 眩 晕

眩是指眼花或眼前发黑，晕是指头晕或感觉自身或外界景物旋转，二者常同时并见，故统称为"眩晕"。轻者闭目即止，重者如坐车船，旋转不定，不能站立，或伴有恶心、呕吐、汗出，甚则昏倒等症状。本病多因阴虚则肝风内动，血少则脑失濡养，精亏则髓海不足，或痰浊壅遏、上蒙清窍所致。

西医学的耳源性眩晕以及高血压、贫血、神经官能症、颈椎病等引起的眩晕症状均属本病范畴。

一、辨证

本病以头晕、眼花为主要症状,临床根据病因不同分为肝阳上亢、气血亏虚、肾精不足以及痰浊中阻型眩晕。

(一)肝阳上亢

眩晕耳鸣,头痛且胀,每因烦劳或恼怒而头晕、头痛剧增,面色潮红,急躁易怒,少寐多梦,口苦,舌质红,苔黄,脉弦。

(二)气血亏虚

眩晕动则加剧,劳累继发,伴面色苍白,唇甲不华,心悸失眠,神疲懒言,食欲不振,舌质淡,脉细弱。

(三)肾精不足

眩晕伴神疲健忘,腰膝酸软,遗精耳鸣。偏于阴虚者,五心烦热,舌质红,脉弦细。偏于阳虚者,四肢不温,舌质淡,脉沉细。

(四)痰浊中阻

眩晕而见头重如蒙,胸闷恶心,少食多寐,舌苔白腻,脉濡滑。

二、治疗

(一)针灸治疗

治则:平肝潜阳,补益气血,滋阴补肾,化痰息风。以督脉、足少阳经穴为主。

主穴:百会、风池、太阳、印堂。

配穴:肝阳上亢加肝俞、肾俞、三阴交、太冲;气血亏虚加脾俞、足三里;肾精不足加肾俞、太溪、三阴交、绝骨;痰浊中阻加足三里、丰隆、太白。

操作:毫针刺,按虚补实泻进行操作。

方义:百会通督安神;风池清泻肝胆,潜阳止眩;太阳祛风止眩;印堂止眩宁神。

(二)其他治疗

1.头针

眩晕伴耳鸣、听力减退者,取晕听区。取坐位或仰卧位,局部常规消毒后,用消毒的28~32号2.5寸长的不锈钢毫针,与头皮呈30°左右夹角,用夹持进针法刺入帽状腱膜下,达到该区的应用长度后,用示指桡侧面与拇指掌侧面夹持针柄,以示指掌指关节连续屈伸,使针身左右旋转,每分钟捻转200次左右,捻转

2～3分钟,留针5～10分钟,每天或隔天针1次。

2.耳针

选神门、枕、内耳,用中、强刺激,每天1次,每次留针20～30分钟。

第三节　胸　痹

胸痹是以胸部闷痛,甚则胸痛彻背,喘息不得卧为主症的一种疾病,轻者仅感胸闷如窒、呼吸欠畅,重者则有胸痛,严重者心痛彻背、背痛彻心,并有短气、喘息等症。胸痹多由年老心肺气虚,或恣食肥甘生冷,或思虑过度,致脾虚生湿,湿痰内蕴,胸阳不展,气机阻滞而引起。以上诸因素均可致心脉阻滞,气血运行不畅,不通则痛而发为胸痹。

西医学的冠心病、慢性气管炎、肺气肿等引发的胸痛均属于本病范畴。

一、辨证

本病以胸部闷痛,甚则胸痛彻背,短气、喘息为主要症状。根据病因分为虚寒证、痰浊证、瘀血证3型。

(一)虚寒证

胸痛彻背,心悸,胸闷短气,恶寒,肢冷,受寒则甚,舌苔白滑或腻,脉沉迟。

(二)痰浊证

胸部闷痛,或痛引背部,气短喘促,咳嗽,痰多黏腻色白,舌苔白腻,脉缓。

(三)瘀血证

胸痛如刺,或绞痛阵发,痛彻肩背,胸闷短气,心悸,唇紫,舌质黯,脉细涩或结代。

二、治疗

(一)针灸治疗

治则:活血通络,宽胸理气。取俞募穴和手少阴、厥阴经穴位。

主穴:心俞、内关、阴郄、膻中。

配穴:虚寒者,加灸肺俞、风门、气海或关元;痰浊者,加太渊、丰隆;瘀血者,加膈俞。

操作:毫针平补平泻法,内关行捻转泻法1～3分钟。

方义:心俞为心的募穴,可缓解心痛;内关是心包经络穴,能活血通络而止痛;阴郄为心经郄穴,可缓急止痛;膻中为心包经募穴,又为气会,可疏调气机,治心胸疾患。

(二)其他治疗

耳针:取心、小肠、交感、皮质下为主,辅以脑点、肺、肝、胸、枕。每次选3～5穴,毫针刺,强刺激,留针1小时,隔天1次。

第四节 心 悸

心悸是指患者自觉心中悸动,惊慌不安,甚则不能自主的一种病证。本病可在多种疾病中出现,常与失眠、健忘、眩晕、耳鸣等并存。本证的发生多因久病体虚、忧思惊恐、劳倦、汗出受邪等,使心失所养,或邪扰心神,致心跳异常,悸动不安。

西医学的某些器质性或功能性疾病如冠心病、风湿性心脏病、高血压性心脏病、肺源性心脏病、各种心律失常以及贫血、低钾血症、心脏神经官能症等出现心悸属于本病的范畴。

一、辨证

本病以自觉心跳心慌,时作时息,并有善惊易恐,坐卧不安,甚则不能自主为主要症状。根据临床表现不同分为心虚胆怯、心脾两虚、阴虚火旺、心脉瘀阻和水气凌心型。

(一)心虚胆怯

惊悸不安,因惊恐而发,气短自汗,神疲乏力,少寐多梦,舌淡苔薄,脉细数。

(二)心脾两虚

心悸不安,头晕目眩,易出汗,纳差乏力,面色淡,失眠健忘,多梦,舌淡苔薄白,脉细弱。

(三)阴虚火旺

心烦少寐,头晕目眩,耳鸣腰酸,遗精盗汗,口干,舌红苔薄白,脉细数。

(四)心脉瘀阻

胸闷心痛阵发,气短乏力,舌紫黯或有瘀斑,脉沉细或结代。

(五)水气凌心

胸闷气喘,不能平卧,咯吐大量泡沫痰涎,形寒肢冷,面浮肢肿,舌淡苔白滑,脉沉细。

二、治疗

(一)针灸治疗

治则:调理心气,安神定悸。以手厥阴、手少阴经穴位为主。

主穴:内关、郄门、神门、巨阙、心俞。

配穴:心虚胆怯者,加胆俞、通里;心脾两虚者,加脾俞、足三里;阴虚火旺者,加肾俞、太溪;心脉瘀阻者,加膻中、膈俞;水气凌心者,加膻中、神阙、气海。

操作:内关、郄门、神门用泻法或平补平泻法;心俞、巨阙用补法。

方义:内关系心包经络穴,配郄穴郄门可调理心气,疏导气血;心经原穴神门,可宁心安神定悸;心之募穴巨阙,可益心气,宁心神,理心气;心俞可补益心气,调理气机,镇惊宁神。

(二)其他治疗

1.穴位注射

选穴参照体针治疗,用维生素 B_1 或维生素 B_{12} 注射液,每穴注射 0.5 mL,隔天 1 次。

2.耳针

选交感、神门、心、脾、肝、胆、肾等,毫针刺,轻刺激。亦可用撤针埋藏或用王不留行籽贴压。

第五节 不 寐

不寐又称"失眠""不得卧"等,是以经常不能获得正常睡眠,或入睡困难,或睡眠时间不足,或睡眠不深,严重者彻夜不眠为特征的病证。本证多因思虑劳倦,内伤心脾,生血之源不足,心神失养所致;或因惊恐、房劳伤肾,以致心火独盛,心肾不交,神志不宁;或因体质素弱,心胆虚怯,情志抑郁,肝阳扰动以及饮食不节,脾胃不和所致。

西医学的神经官能症、围绝经期综合征、慢性消化不良、贫血、动脉粥样硬化症等以不寐为主要临床表现时属于本病范畴。

一、辨证

本病以经常不易入睡,或寐而易醒,甚则彻夜不眠为主要症状。根据病因的不同分为心脾两虚、心胆气虚、心肾不交、肝阳上扰和脾胃不和型。

(一)心脾两虚

多梦易醒,心悸健忘,头晕目眩,面色无华,纳差倦怠,易汗出,舌淡苔白,脉细弱。

(二)心胆气虚

心悸胆怯,多梦易醒,善惊多恐,多疑善虑,舌淡,脉弦细。

(三)心肾不交

心烦不寐,或时寐时醒,头晕耳鸣,心悸健忘,遗精盗汗,口干舌红,脉细数。

(四)肝阳上扰

心烦,不能入寐,急躁易怒,头晕头痛,胸胁胀满,面红口苦,舌红苔黄,脉弦数。

(五)脾胃不和

睡眠不安,脘闷噫气,嗳腐吞酸,心烦,口苦痰多,舌红苔厚腻,脉滑数。

二、治疗

(一)针灸治疗

治则:宁心安神,清热除烦。以八脉交会穴、手少阴经穴为主。

主穴:照海、申脉、神门、安眠、四神聪。

配穴:心脾两虚者,加心俞、脾俞、三阴交;心胆气虚者,加丘墟、心俞、胆俞;心肾不交者,加太溪、涌泉、心俞;肝阳上扰者,加行间、侠溪;脾胃不和者,加太白、公孙、足三里。

操作:毫针刺,照海用补法,申脉用泻法。神门、安眠、四神聪,用平补平泻法;对于较重的不寐患者,四神聪可留针1～2小时;配穴按虚补实泻法操作。

方义:照海、申脉为八脉交会穴,分别与阴跷脉、阳跷脉相通,可以调理阴阳,改善睡眠,若阳跷脉功能亢盛则失眠,故补阴泻阳使阴、阳跷脉功能协调,不眠自愈。心藏神,心经原穴神门,心包经络穴内关可以宁心安神;安眠、四神聪穴可以健脑益髓、镇静安神。

(二)其他治疗

1.耳针

选皮质下、心、肾、肝、神门。毫针刺,或揿针埋藏,或王不留行籽贴压。

2.皮肤针

自项至腰部督脉和足太阳经背部第1侧线,用梅花针自上而下叩刺,叩至皮肤潮红为度,每天1次。

3.拔罐

自项至腰部足太阳经背部侧线,用火罐自上而下行走罐,以背部潮红为度。

4.电针

选四神聪、太阳,接通电针仪,用较低频率,每次刺激30分钟。

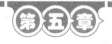

肺系病证的针灸治疗

第一节　咳　嗽

一、概述

咳嗽是指肺气上逆引起的一种症状，以咳嗽、咳痰为主要表现。其中，有声无痰为咳，有痰无声为嗽。

本症的病因有外感、内伤两大类。外感咳嗽为六淫外邪侵袭肺系；内伤咳嗽为脏腑功能失调。病因病机为肺气不清，失于宣降。《金匮要略》又称"咳逆"。可见汉代之前咳、咳嗽、咳逆同义，并且咳嗽与上气（喘）、痰饮两者关系尤为密切，故咳与嗽往往连称。如《黄帝内经素问·五脏生成论》称"咳嗽上气"，《金匮要略》将"咳嗽上气"连称，"痰饮咳嗽"连称。

本症常见于西医学的呼吸道感染，急、慢性气管炎，支气管扩张，肺炎，肺结核等以咳嗽为主要临床表现的肺系疾病。

二、诊察

(一)一般诊察

咳嗽是呼吸系统疾病的主要症状，如咳嗽无痰或痰量很少为干咳，常见于急性咽喉炎、支气管炎的初期；急性骤然发生的咳嗽，多见于支气管内异物；长期慢性咳嗽，多见于慢性支气管炎、肺结核等。通过咳嗽声音的特点也可初步诊断，如：①咳嗽声音嘶哑，多为声带的炎症或肿瘤压迫喉返神经所致；②鸡鸣样咳嗽，表现为连续阵发性剧咳伴有高调吸气回声，多见于百日咳，会厌、喉部疾患或气管受压；③金属音咳嗽，常见于因纵隔肿瘤、主动脉瘤或支气管癌直接压迫气管所致的咳嗽；④咳嗽声音低微或无力，见于严重肺气肿、声带麻痹及极度衰弱者。

体格检查首先检查气管的位置,触诊检查上腔静脉,锁骨上淋巴结,颈部;肺一侧叩诊,听诊双侧干性啰音。

实验室检查:痰的量、色、气味及性质有诊断意义,X线、计算机体层摄影(computer tomograph,CT)、磁共振成像(magnetic resonance imaging,MRI)等检查可发现病灶辅助确诊,必要时可做痰培养。

(二)经穴诊察

一部分患者可在前臂内侧肺经循行路线上的太渊、孔最、尺泽,以及大肠经的手五里等穴出现压痛或扁圆形条索状、结节状病理产物,部分患者可在肺俞、中府等俞募穴出现敏感点。

有些患者在耳穴反射区肺区见毛细血管充盈,触及条索状改变,压痛不明显;支气管区可见白色片状隆起。

三、辨证

肺主宣发肃降,司呼吸,肺气宣通则气息平和。若外邪侵袭肺系,或脏腑功能失调,内伤及肺,肺气不清,失于宣肃而上逆可致咳嗽一症。本症以脏腑辨证为主,经络辨证为辅,与肺关系最密切,与脾、肝、肾亦有联系,风、寒、热、湿、燥、痰为主要致病因素,在经脉主要与肺经、大肠经、肾经相关。

基本病机为肺失宣肃,气逆而咳。病因较多,主要病机为肺、脾、肝、肾的阴阳失调,气机不利。虚证主要包括肺气亏虚、肺阴不足、肾气亏虚,实证主要包括风寒束表、风热袭肺、燥邪伤肺、痰湿蕴肺、肝火犯肺等。

(一)常用辨证

1.风寒束表

因风寒之邪束表犯肺,肺气失宣而见咳嗽;肺气不宣则津液失布,故见痰稀色白,鼻流清涕;风寒外束,腠理闭塞,则见头痛发热,恶风寒等。治疗可取合谷,祛风散寒。

2.风热袭肺

为风热邪气犯肺,肺失清肃,热灼津液,有咳而不爽,痰稠而黄,口渴咽痛等特征,同时可见头痛、发热、汗出,舌苔薄黄,脉浮数等。治当疏散热邪,清热化痰,可取尺泽、曲池。

3.燥邪伤肺

此指温燥而言,常见于气候干燥之秋季,或过食辛燥食物所致。症见干咳无痰,或痰少黄黏,甚则胸痛,痰中带血丝,鼻咽干燥或痛,舌干少津,形寒身热等。

治疗可取太溪、照海,以滋阴润燥止咳。

4.痰湿蕴肺

痰湿蕴肺是痰湿壅盛,咳由痰致,故有痰出即咳止的特点。症见咳嗽,痰多色白,痰出咳止,伴胸脘胀闷,饮食减少,或有恶心呕吐,或见面肿,舌苔白腻,脉濡滑。治宜取脾俞、丰隆,运化水湿而祛痰。

5.肝火犯肺

多因郁怒伤肝,肝失疏泄,肝盛侮肺,肺气上逆而致。其症状特点为肝气郁结之表现与肺气上逆之症状,以及气郁痰结之表现互见。治当疏肝理气,可取太冲。

6.肺气亏虚

多由素体阳气不足,肺气虚弱,或寒饮内停,损伤肺气,致肺的宣发肃降功能失职所致。症见咳嗽气短,痰清稀薄,面色㿠白,动则汗出,易感外邪,舌质淡嫩,苔薄白,脉虚无力等。治疗时可取气海、足三里,补益元气,培土生金,以益肺气。

7.肺阴不足

多因素体阴虚火旺,或痰热内阻,或热病之后肺阴亏耗,气失清肃而咳嗽。其辨证特点为干咳少痰,咳声嘶哑,口燥咽干,兼见午后潮热,盗汗,五心烦热,咳痰带血丝等阴虚火旺症状。治当滋补肾阴以降虚火,可取肾经原穴。

8.肾气亏虚

多因素体阳虚或年老体弱,咳久不止,久病伤于肾所致。多咳而兼喘,或常先喘而引起咳嗽,呼吸困难,甚则感觉气自脐下逆奔而上,劳累后则诸症加重,痰有咸味,咳甚则遗溺等辨证特点。可取肾俞、命门,以温煦肾阳。

(二)经络辨证

从经络辨证角度看,咳嗽与肺经、大肠经、肾经关系最密切,与脾经也有联系。《黄帝内经·灵枢·经脉》记载,肺经循行"上膈属肺,从肺系……"大肠经"下入缺盆,络肺,下膈……"脾经"其直者,复从心系却上肺",肾经"从肾上贯肝膈,入肺中,循喉咙,挟舌本;其支者,从肺出络心,注胸中"。

而肺经中的是动病,所生病提到"是动则病肺胀满膨膨而喘咳……主肺所生病者,咳嗽上气"的记载。可见肺经为病,是引起咳嗽的重要原因。

四、治疗

(一)刺法灸法

1.主穴
肺俞、列缺、太渊。

2.配穴

风寒束表加合谷；风热袭肺加尺泽、曲池；燥邪伤肺加太溪、照海；痰湿蕴肺加脾俞、丰隆；肝火犯肺加太冲；肺气虚加气海、足三里；肺阴虚加太溪；肾气虚加肾俞、命门。

3.操作

肺俞穴向脊柱方向斜刺0.3～0.5寸，不宜刺入过深，忌大幅度提插捻转；列缺穴向上斜刺0.3～0.5寸；太渊穴直刺0.3～0.5寸，均采用平补平泻针法。其他配穴均采用虚补实泻的方法针刺，留针30分钟。

4.方义

肺俞可宣肺理气止咳；列缺为手太阴肺经之络穴，宣通肺经经气以止咳；太渊为肺经原穴，补肺气，止咳嗽，诸穴合用，宣通肺气而止咳。风寒束表加合谷祛风散寒；风热袭肺加尺泽、曲池疏散热邪，清热化痰止咳；燥邪伤肺加太溪、照海滋阴润燥止咳；痰湿蕴肺加脾俞、丰隆运化水湿而祛痰；肝火犯肺加太冲疏肝理气止咳；肺气虚加气海补元气，以益肺气，足三里可补益脾胃，培土生金；肺阴虚加太溪滋补肾阴以降虚火；肾气虚加肾俞、命门可温煦肾阳。

(二)针方精选

1.现代针方

(1)处方1：肺燥阴伤证取太渊、肺俞、膏肓、三阴交、太溪、足三里。若咳嗽痰多加尺泽；咳血较甚加孔最、鱼际；潮热甚、盗汗多，则宜加大椎、阴郄、复溜；纳少、消瘦宜加脾俞、中脘；阴虚火旺者取尺泽、肺俞、三阴交、膏肓、太溪、肾俞、阴郄、复溜；梦遗失精加志室、关元、大赫；月经不调加地机、血海、太冲；气阴亏耗者取太渊、中府、气海、脾俞、膏肓、中脘、足三里、太溪；阴阳两虚者取大椎、肺俞、膏肓、关元、足三里、命门；经少、经闭加三阴交、血海、脾俞等穴；心悸不宁，则加内关、心俞。

(2)处方2：燥邪伤肺证取太渊、列缺、肺俞、风门、复溜（双）；痰热壅肺证取少商、丰隆、列缺、曲池、中脘，依据病情配大椎、合谷、尺泽、大陵、膈俞、内关；气阴两虚证取肺俞、膏肓俞、三阴交、肾俞、太溪、太渊、阴陵泉，依据病情选配中脘、足三里、大椎、间使（双）；阳气衰微证取合谷、百会、气海、关元、神阙、足三里、内关（双）。

(3)处方3。①外感咳嗽：肺俞、列缺、合谷；②内伤咳嗽。痰湿蕴肺：肺俞、太渊、章门、太白、丰隆；肝火犯肺：肺俞、尺泽、阳陵泉、太冲。

2.经典针方

(1)《针灸大成》："肺俞、膻中、支沟、大陵。"

(2)《针灸甲乙经》："咳逆上气,唾喘短气不得息,口不能言,膻中主之。"

(3)《备急千金要方》："缺盆、膻中、巨阙,主咳嗽。"

(4)《备急千金要方》："然谷、天泉、陷谷、胸堂、章门、曲泉、天突、云门、肺俞、临泣、肩井、风门、行间主咳逆。"

(5)《千金翼方》："吐血,唾血,上气、咳逆,灸肺俞,随年壮。"

(三)其他疗法

1.耳针

取肺、胸、肾上腺、内分泌,配皮质下。高热,耳背第一条静脉放血。

2.三棱针

取大椎、十宣、尺泽、委中及井穴放血。

3.水针

(1)大椎、曲池,用青霉素和链霉素小剂量(青霉素每穴不超过 5 万单位,链霉素每穴不超过 0.15 g),每天 1 次。

(2)中府,取 5% 当归液,每次每侧穴内注入 0.5～1 mL,每天 1～2 次。

(3)肺俞(患侧)、孔最,用青霉素 20 万～40 万单位,注入腧穴,每天或隔天 1 次。

4.拔罐

取风门、肺俞、膏肓俞,或在肺部有湿性啰音处拔罐,每天或隔天 1 次。

5.灸法

对于外感咳嗽,可选用温和灸,取穴大椎、风门、肺俞、列缺。操作时点燃艾条一端,在距腧穴约 1 寸的高度进行熏烤,灸至局部红晕为度。

第二节　咳　　血

一、概述

咳血是指由肺及肺系(气管)而来的血,经咳嗽吐出,故咳血多为痰中夹血,或痰血相兼,或纯血鲜红,间夹泡沫。

本症多由外感风寒、风热之邪，或肺热、痰阻，或脾肺气虚、阴虚火旺而至肺络受损所致。咳血之称首见于《黄帝内经》，《丹溪心法》称"咯血"，《证治要诀》称之为"嗽血"。医学文献中有将咳血称作吐血者，如《金匮要略》云："烦咳者，必吐血"；《伤寒论》中则笼统地称为"亡血"。因此，后世对呕血、咳血不分，统称为吐血。尽管血皆从口出，但由于其病位不同，故名称、概念上皆须严格区分。

本症常见于西医学的慢性气管炎、支气管扩张、肺结核、肺炎、肺癌等肺部疾患，也可见于心血管病及血液病引起的咳血。

二、诊察

(一)一般诊察

咳嗽是因邪客肺系，肺失宣肃，肺气不清所致，以咳嗽、咳痰为主要症状的病症。多见于急、慢性支气管炎。咳逆有声，或伴咽痒咳痰。外感咳嗽，起病急，可伴有寒热等表证；内伤咳嗽，每因外感反复发作，病程较长，可咳而伴喘。急性期查血白细胞和中性粒细胞计数增高。两肺听诊可闻及呼吸音增粗，或伴散在干湿性啰音。肺部 X 线片检查，示正常或肺纹理增粗。

(二)经穴诊察

一部分患者会在太渊、孔最，以及手五里、膺窗、气户等穴出现压痛，或扁圆形条索状、结节状病理产物，部分患者可在肺俞、中府等俞募穴出现敏感点。

有些患者会在耳穴反射区支气管、肺区见条状黯红色无光泽，触诊有条索样改变，下肺区可见毛细血管充盈；有的患者可在下肺区见片状丘疹红润，有光泽，少数患者经棉球擦拭后有出血，皮肤表面凹凸不平。

三、辨证

肺为娇脏，为脏腑之华盖，若内外之邪干扰及肺，肺气上逆为咳，损伤肺络则导致咳血一症。本症以脏腑辨证为主，与肺、脾、肝、肾有密切关系，风、寒、热、瘀为主要致病因素，与肺经、大肠经、肾经都有一定联系。

基本病机为肺失宣肃，血溢脉外。其主要病机为肺、脾、肝、肾的阴阳失调，气血失和。实证包括外感风寒、外感风热、肺热壅盛、瘀阻肺络，虚证包括脾肺气虚、阴虚火旺。

(一)常用辨证

1.外感风寒

素体肺有实热，复感风寒之邪，风寒外束，阳气被郁，与肺热相合，助热化火，可灼伤肺络而咳血;兼有风寒症状。治宜疏风散寒,宣肺止咳,可取列缺、合谷。

2.外感风热

多由素体肺阴不足,虚热内蕴,若感受风热,失于清解,内外热势相助,灼伤肺络,则发生咳血;兼有风热症状。治当清热解表,可取合谷、曲池。

3.肺热壅盛

多因外感六淫之邪失于宣解,郁而入里化热;或郁怒伤肝,肝郁化火,木火刑金;或因饮酒炙煿积热于胃,上熏于肺,皆可致肺热壅盛,热伤肺络,火载血升,产生咳痰带血。治宜取大椎、合谷,以清实热。

4.瘀阻肺络

多因咳血病久,络伤血溢,肺内留瘀;或素患停痰伏饮,壅塞于肺,以致肺内气壅血瘀,瘀阻肺络则络伤,血随痰而咳出,且多见血泡沫样痰。兼有瘀血症状,如唇紫、面色晦滞、目眶黧黑、舌生紫斑、脉弦涩等。治疗时应行气活血,祛瘀通络,可取膻中、膈俞。

5.脾肺气虚

脾气亏虚,气不摄血之咳血,症见咳血日久不愈,血量较少,血色黯淡,咳嗽痰白,面色白,畏冷,神疲肢倦,心悸气短,声细懒言,纳呆便溏,舌淡苔薄白,脉沉细或芤。治宜补益脾肺,益气摄血,可取脾俞、肺俞。

6.阴虚火旺

多因素体阴虚,或热病后,或酒色过度,以致肾阴亏耗,则火炎灼金,肺络受损,故产生咳血。病之标在肺,本在肾。肺阴虚为主者,仅有咳嗽气短,咽干,午后潮热,五心烦热,盗汗等表现;若兼肾阴不足,则有遗精多梦,腰脊痛等症状。治当取太渊、太溪,滋补肺肾之阴以降虚火。

(二)经络辨证

在经络方面,本症主要与肺经、大肠经、肾经关系较密切,所咳之血,为肺及肺系血脉所出;大肠经与肺经相表里,由络脉相连;而肾经是动病更有"是动则病饥不欲食,面如漆柴,咳唾则有血"的记载。经脉受火热或虚热所灼,引发咳血。

四、治疗

(一)刺法灸法

1.主穴

孔最、鱼际、尺泽。

2.配穴

外感风寒加列缺、合谷;外感风热加曲池、合谷;肺热壅盛加大椎、合谷;瘀阻肺络加膻中、膈俞;脾肺气虚加脾俞、肺俞;阴虚火旺加太渊、太溪。

3.操作

孔最直刺0.5～1寸,鱼际直刺0.3～0.5寸,尺泽直刺0.8～1.2寸,均采用泻法,大椎可点刺放血。其他配穴均采用虚补实泻的方法针刺,留针30分钟。

4.方义

孔最理血通窍;鱼际为肺经荥穴,可泻肺热以止血;尺泽为肺经合穴,可止咳平喘;全方以理血、宣通肺气为主,共奏止血、止咳之效。外感风寒加列缺、合谷疏风散寒,宣肺止咳;外感风热加合谷、曲池清热解表;肺热壅盛加大椎、合谷可清实热;瘀阻肺络加膻中、膈俞行气活血,祛瘀通络;脾肺气虚加脾俞、肺俞补益脾肺,益气摄血;阴虚火旺加太渊、太溪滋补肺肾之阴以降虚火。

(二)针方精选

1.现代针方

(1)处方1:肺俞、百劳、足三里、膈俞。阴虚火旺加三阴交、肝俞,痰中带血加丰隆、中脘,风热袭肺加风门、列缺。

(2)处方2:肺燥阴伤者取太渊、肺俞、膏肓、三阴交、太溪、足三里。若咳嗽痰多加尺泽;咳血较甚加孔最、鱼际;潮热甚、盗汗多,宜加大椎、阴郄、复溜;纳少、消瘦宜加脾俞、中脘;阴虚火旺者取尺泽、肺俞、三阴交、膏肓、太溪、肾俞、阴郄、复溜;梦遗失精加志室、关元、大赫;月经不调加地机、太冲;气阴亏耗者取太渊、中府、气海、脾俞、膏肓、中脘、足三里、太溪;阴阳两虚者取大椎、肺俞、膏肓、关元、足三里、命门;经少、经闭加三阴交、血海、脾俞等;心悸不宁,则加内关、心俞。

2.经典针方

(1)《针灸甲乙经》:"凡唾血,泻鱼际、补尺泽。"

(2)《针灸资生经》:"久嗽,宜灸膏肓,次灸肺俞。"

(3)《针灸甲乙经》卷九:"咳,喉中鸣,咳唾血,大钟主之。"

(4)《神灸经纶》卷三:"咳嗽红痰,列缺、百劳、肺俞、中脘。"

(三)其他疗法

1.耳针

取支气管、支气管扩张点、平喘、心、胸、肺。

2.水针

取耳穴膈、肾上腺、肺。以维生素 K₃ 注射，每穴 0.1 mL，每天 1 次，用于反复咳血者。

3.敷贴

第一组为肺俞、天突、膺窗、膻中、足三里、丰隆、尺泽；第二组为肺俞、心俞、膻中、华盖。用消喘膏（白芥子 21 g，元胡 21 g、细辛 15 g，甘遂 12 g。共研末，用姜汁调成糊状）于背俞穴敷之。

第三节　短　气

一、概述

短气是指呼吸急促，甚至不能接续的病症。本症的病因多与气滞、痰阻、血瘀以及心脾两虚、脾肾两虚等有关。

《医宗必读》谓："短气者，呼吸虽急而不能接续，似喘而无痰声，亦不抬肩，但肺壅而不能下"。其实证常兼见胸腹胀满，呼吸声粗，心胸窒闷等。虚证常兼见形瘦神疲，声低息微，头眩乏力等。在古代医学文献中，"短气"与"气短""少气"三者虽同为气息不足，但又不完全相同。短气可见于多种疾病，有虚实之分。而"气短"或"少气"则属虚证，是指呼吸气短，言语无力。《医宗金鉴·杂病心法要诀》："短气者，气短而不能续息也；少气者，气少而不能称形也。"

本症常见于西医学的肺系疾病及肺源性心脏病等疾病过程中。

二、诊察

（一）一般诊察

以呼吸短促而不相接续为症状。可见于很多疾病的过程中。有虚有实，实证多突然发病，伴有胸腹胀满，呼吸声粗，多由于痰、食内阻，影响气机升降所致；虚证多为久病，声低息微，形疲神倦，多由于元气大虚所致。可辅助实验室检查，如肺功能检查、胸部 X 线检查、胸部 CT 检查、血气检查等。

（二）经穴诊察

一部分短气患者会在肺经循行路线的太渊，以及其他部位的库房、神堂等腧穴出现压痛,或扁圆形条索状、结节状病理产物,部分患者可在肺俞、中府等俞募穴处出现敏感点。

有些患者在耳穴反射区肺区出现压痛或皮肤色白,脱屑;支气管区白色隆起,少数有白色丘疹,无光泽,触及条索,压痛不明显;部分患者可见心区红晕脱屑。

三、辨证

肺主气,司呼吸,肾主纳气,所谓肺主呼,肾主纳,肺又为呼吸之枢,呼吸吐纳正常,则呼吸深度、节律正常。若为病邪阻遏气机,升降失常,气机上逆,或正气不支,气不得续则可见短气一症。本症以脏腑辨证为主,主要与肺、肾、心、肝、脾有密切关系,痰、瘀为重要致病因素。

基本病机为气机不利,息短不接。病因有虚实两端,但主要病机为肺、肾、心、肝、脾的阴阳失调,气血失和。虚证主要包括心脾两虚、脾肾两虚,实证主要包括气滞血瘀、痰饮中阻。

(一)常用辨证

1.气滞血瘀

病位在肝,乃因肝郁气滞,失于条达,由气及血,血脉不利,瘀血进一步阻遏气机所致。症见短气胸闷,胁肋胀满,善太息,甚则胸痛彻背,每于情绪波动而诱发或加重,舌黯红或紫黯,苔白,脉弦。治疗可取膈俞、太冲,以行气活血,祛瘀通络。

2.痰饮中阻

病位在肺,多为痰湿之体,或嗜食膏粱厚味,生湿化痰,阻遏气机升降所致。症见短气急促,气不得续,胸脘胀满,咳喘痰涎,呕恶纳差,苔白厚腻,脉弦滑。治当健脾化痰,和胃降逆,可取丰隆。

3.心脾两虚

病位在心、脾二脏。心主血脉,脾为营血化生之源,血亏气少而致正气不支。症见短气乏力,神疲懒言,失眠多梦,汗出,面白无华,舌质淡,苔白,脉细而沉。治疗可取内关、脾俞,以血补气,调理心脾。

4.脾肾两虚

先天不足,后天失养,正气不支。症见短气乏力,神疲懒言,失眠多梦,汗出,面白无华,舌质淡,苔白,脉细而沉。治当补益脾肾,充养气血,可取太白、太溪。

（二）经络辨证

从经络辨证的角度,短气与肺、肾密切相关,并与心、脾等经脉有一定联系。《黄帝内经灵枢·本神》:"肺藏气,气舍魄,肺气虚则鼻塞不利,少气,实则喘喝,胸盈仰息。"

四、治疗

（一）刺法灸法

1.主穴

气海、膻中、足三里。

2.配穴

气滞血瘀加膈俞、太冲,痰饮中阻加丰隆、中脘,心脾两虚加心俞、脾俞,脾肾两虚加太白、太溪。

3.操作

气海直刺 1～1.5 寸,膻中向下平刺 0.5～1 寸,足三里直刺 0.8～1.5 寸,均采用补法。其他配穴均采用虚补实泻的方法针刺,留针 30 分钟。

4.方义

气海补气培元;膻中为八会穴之一,是宗气聚会处,可宽胸膈,降气通络;足三里为胃之合穴,脾胃为后天气血生化之源,补足三里可补益气血,全方通降与补气并用,共奏调气纳息之效。气滞血瘀加膈俞、太冲行气活血,祛瘀通络;痰饮中阻加丰隆健脾化痰,和胃降逆;心脾两虚加内关、脾俞养血补气,调理心脾;脾肾两虚加太白、太溪补益脾肾,充养气血。

（二）针方精选

1.现代针方

（1）处方 1:短气取大陵、尺泽针之(属气实者),大椎、肺俞、神阙、肝俞、鱼际灸之(属气虚者)。

（2）处方 2。肺脾两虚喘证:脾俞、足三里、肺俞、膏肓、定喘、太渊;肺肾两虚喘证:定喘、膏肓、肺俞、气海俞、肾俞、太渊、太溪。

（3）处方 3。第一组穴:风池、肩井、大杼、心俞、中脘、气海、关元、足三里。第二组穴:天柱、风门、膏肓、督俞、建里、关元、上巨虚。每天交替针刺,中度刺激。

2.经典针方

（1）《黄帝内经灵枢·癫狂》:"短气,息短不属,动作气索,补足少阴,去血络也。"

（2）《神应经·诸般积聚部》："短气,大陵、尺泽。"

（3）《备急千金要方》卷十七："少年房多短气,灸鸠尾头五十壮。又盐灸脐孔中二七壮。短气不得语,灸天井百壮,穴在肘后两筋间。又灸大椎,随年壮。又灸肺俞百壮。又灸肝俞百壮。又灸尺泽百壮。又灸小指第四指间交脉上七壮。又灸手十指头合十壮。"

（4）《针灸大成》："膻中……主上气短气,咳逆,噫气,膈气,喉鸣喘嗽,不下食,胸中如塞,心胸痛,风痛,咳嗽、肺痈唾脓,呕吐涎沫,妇人乳汁少。"

（5）《类经图翼》十一卷："气短,大椎、肺俞、肝俞（三穴俱治不语）、天突、肩井、气海（气短阳脱）、内关、尺泽（气短不语）、足三里、太冲。"

（三）其他疗法

1.灸法

心俞、脾俞、膈俞、膻中、气海、关元、间使、内关,5～7壮,每天1次,10次为1个疗程。

2.耳穴

心、小肠、皮质下,配以心脏点、交感、肾上腺。

3.董氏奇穴

针心门穴、肝门穴、肠门穴,三针倒马,特效。心门:手抚胸取穴,在尺骨鹰嘴突起内侧陷处,肘尖下1.5寸凹陷中,下尺骨内侧凹陷中,距肘尖1.5寸处是穴。肝穴:手抚胸取穴,在尺骨内侧距腕横纹6寸是穴;肠门:尺骨内侧,距腕横纹3寸处是穴。

4.皮肤针

取穴:后项、骶部、气管两侧、颌下部、内关、三阴交、膻中、人迎。操作:中度刺激至局部出现红晕略有出血点为度,发作时可一天治疗2次,平时每天1次。

5.拔罐

取穴:心俞、厥阴俞、脾俞。操作:每次选1～2穴,交替使用,每天或隔天1次,5～7次为1个疗程。

第四节　哮　　喘

一、概述

哮喘是指发作时喉中哮鸣有声,呼吸急促困难为特征的一个临床常见症状,甚者张口抬肩,鼻翼翕动,不能平卧。

本症的发生为宿痰内伏于肺,复感风寒、风热、饮食、情志、劳倦等因素,以致痰阻气道,肺气上逆。历代医籍记载,《黄帝内经·素问》称"喘鸣";《金匮要略》云:"喉中水鸡声";《诸病源候论》则名为"呷嗽";直至元代朱丹溪才明确称之为"哮"。以后则有哮喘、哮吼、吼喘等病名。

喘多并发于多种急慢性病证之中,虽呼吸急促,而喉间并无哮鸣声;而哮有宿根,表现为发作性的痰鸣气喘,以呼吸急促、喉间哮鸣为特征。《医学正传·哮喘》谓:"大抵哮以声响名,喘以气息言。夫喘促喉中如水鸡声者,谓之哮;气促而连属不能以息者,谓之喘。"可见哮必兼喘,而喘未必兼哮。

本症常见于西医学的阻塞性肺气肿、肺源性心脏病、心肺功能不全、支气管哮喘、喘息性支气管炎,或其他急性肺部变态反应性疾病所致的哮鸣。

二、诊察

(一)一般诊察

哮喘患者的常见症状是发作性的喘息、气急、胸闷或咳嗽等,少数患者还可能以胸痛为主要表现,这些症状经常在患者接触烟雾、香水、油漆、灰尘、宠物、花粉等刺激性气体或变应原之后发作,夜间和(或)清晨症状也容易发生或加剧。很多患者在哮喘发作时自己可闻及喘鸣音。症状通常是发作性的,多数患者可自行缓解或经治疗缓解。实验室辅助检查、肺功能检查是评价疾病严重程度的重要指标;痰中嗜酸性粒细胞或中性粒细胞计数可评估与哮喘相关的气道炎症;胸部 X 线检查在缓解期哮喘多无明显异常,哮喘发作时可见两肺透亮度增加,呈过度充气状态。若并发呼吸道感染,可见肺纹理增加及炎症性浸润阴影。

(二)经穴诊察

一部分哮喘患者会在太渊、尺泽、库房、足三里、太溪等腧穴处出现压痛或扁圆形条索状结节,部分患者可在肺俞、中府等俞募穴处出现敏感点。

有些患者在耳穴反射区肺区出现局部白色隆起，或红晕、褶皱；支气管、内分泌、平喘、风溪等耳穴局部出现敏感点。

三、辨证

肺为气之主，肾为气之根，呼吸功能正常主要赖于此二脏。若为邪所干导致肺失所肃，肾失所纳，则发为喘；痰伏于肺，遇感引触则发为哮，后期正气虚衰，反复发作，发作时虚实夹杂。哮必兼喘，且喘多是哮的前期表现，此处一并讨论。本症以脏病辨证为主，主要与肺、脾、肝、肾密切相关，风、寒、热、痰为主要致病因素，以痰为先，同时与肺经、肾经有一定联系。

基本病机为肺失清肃，痰气搏结。主要病机为肺、脾、肝、肾的阴阳失调，气机不利。实证主要包括风寒闭肺、风热犯肺、痰湿蕴肺、气郁伤肺，虚证主要包括肺脾气虚、肾阳亏虚。

（一）常用辨证

1.风寒闭肺

由于风寒之邪侵袭皮毛，内合于肺，肺失宣降，水津不能通调输布，故见喘咳胸闷，咳痰清稀；痰喘日久，肺气壅塞，寒痰胶固，复感风寒，而成哮喘。症见喉中哮鸣，呼吸急促，胸膈满闷，痰白而黏，或清稀多沫，面色晦滞而青，兼有风寒表现。风寒加列缺温肺散寒，化痰止哮。

2.风热犯肺

由于风热之邪侵袭皮毛，内合于肺，热盛气壅，肺失宣降，热盛伤津，炼液成痰，痰热交阻，复感风热，壅塞气道，搏击有声，发为哮喘。症见喉中哮鸣，呼吸急促，声高气粗，烦闷不安，痰黄黏稠，咳痰不爽，面红自汗，兼有风热表现。治疗可取外关、尺泽，以清热化痰止哮。

3.肺脾气虚

肺气不足，卫外不固，脾虚失运，土不生金，表现为喉中哮鸣，呼吸急促，气短难续，动则尤甚，面白汗出，形寒肢冷，舌质淡白胖嫩，或淡紫，脉沉弱无力。治宜补益脾肺，可取脾俞、肺俞。

4.肾阳亏虚

由于肾阳气不足，摄纳失司，气不归元所致，故呼多吸少，并伴有腰膝酸软，面青肢冷，小便清长，舌淡，脉沉细等肾阳不足之证。当补阳温肾，培元固本，可取命门、肾俞。

5.痰湿蕴肺

由于肺失输布，聚津成痰，或脾失健运，聚湿成痰，痰湿蕴肺所致。其临床特点是痰多而黏。治疗当取丰隆、足三里健脾化湿,祛痰平喘。

6.气郁伤肺

此为肝失疏泄,肝气上冲犯肺,升多降少。其特点是伴有咽喉如梗,胸胁胀痛等肝气郁结的表现及精神抑郁,急躁易怒等症状。治当宽胸理气,降逆化痰,可取章门。

(二)经络辨证

从经络的角度看,哮喘与肺经、肾经关系最密切。《黄帝内经灵枢·经脉》记载:"肺手太阴之脉……是动则病肺胀满、膨膨而喘咳,缺盆中痛……是主肺所生病者,咳,上气喘渴,烦心胸满""肾足少阴之脉……是动则病饥不欲食,面如漆柴,咳唾则有血,喝喝而喘,坐而欲起。"且实多在肺,虚多在肾。

四、治疗

(一)刺法灸法

1.主穴

天突、肺俞、定喘、膻中、丰隆。

2.配穴

风寒闭肺加列缺;风热犯肺加外关、尺泽;肺脾气虚加脾俞、肺俞;肾阳亏虚加命门、肾俞;痰湿蕴肺加足三里;气郁伤肺加章门。

3.操作

天突穴快速进针后,沿胸骨体后缘方向刺入,不留针,得气为度;肺俞穴向脊柱方向斜刺 0.3～0.5 寸,不宜刺入过深,忌大幅度提插捻转;定喘向下平刺0.5 寸,施平补平泻法,不留针;膻中向下平刺 0.5 寸,采用泻法;丰隆直刺 0.8～1寸,采用泻法;其他配穴均采用虚补实泻的方法针刺,背部腧穴可加灸,留针30 分钟。

4.方义

天突调理肺系,化痰利咽;肺俞宣肺通气;定喘理气宣肺,止咳平喘;膻中为气会,补膻中可理气平喘;丰隆为"祛痰要穴",祛痰降气止哮。诸穴合用,宣肺化痰,止哮定喘。风寒闭肺加列缺温肺散寒,化痰止哮;风热犯肺加外关、尺泽清热化痰止哮;脾肺气虚加脾俞、肺俞补益脾肺;肾阳亏虚加命门、肾俞补阳温肾,培元固本;痰湿蕴肺加丰隆、足三里健脾化湿,祛痰平喘;气郁伤肺加章门宽胸理气,降逆化痰。

5.灸法

常用于缓解期,习惯上在伏天用此法治疗。取大椎、风门、肺俞、膻中。用麦粒灸,每次每穴 3～5 壮,10 天灸 1 次,3 次为一疗程。

(二)针方精选

1.现代针方

(1)处方 1。实喘:天突、中脘、足三里、丰隆、合谷、外关、风门。

(2)处方 2:哮喘。实证:膻中、列缺、肺俞、尺泽;虚证:肺俞、膏肓、气海、肾俞、足三里、太渊、太溪。

(3)处方 3:喘证。风寒闭肺:列缺、尺泽、风门、肺俞;风热犯肺:合谷、大椎、丰隆、膻中、中府、孔最;痰湿蕴肺:脾俞、章门、丰隆、列缺、天突;水气凌心:关元、足三里、阴陵泉、内关、肺俞;肺脾两虚:脾俞、足三里、肺俞、膏肓、定喘、太渊;肺肾两虚:定喘、膏肓、肺俞、气海俞、肾俞、太渊、太溪。

2.经典针方

(1)《针灸资生经》:"凡有喘与哮者,为按肺俞,无不酸疼,皆为缪刺肺俞,令灸而愈。"

(2)《类经图翼》卷十一:"小儿盐哮,于男左女右手小指尖上,用小艾炷灸七壮。无不除根,未除再灸。"

(3)《针灸逢源》卷五:"哮……天突、华盖、胆中、俞府、三里、肩中俞(治风哮),又法:以线一条套颈上,垂下至鸠尾尖截断,牵往后脊,中线头尽处是穴(灸七壮效)。"

(4)《医学金针》卷五:"哮证寒邪伏于肺俞,痰窠结于肺膜,内外相应,一遇风、寒、暑、湿、燥、火六气之伤即发,伤酒伤食亦发……又必于潜伏为援之处,断其根株,须灸肺俞、膏肓、天突诸穴。"

(5)《杨敬斋针灸全书》:"气喘急哮咳嗽,璇玑、膻中、中府、俞府、乳根、期门、太渊、足三里。"

(三)其他疗法

1.耳针

常用于发作期。取肺、肾、肾上腺、交感、定喘。每次选用 2～3 穴,或先用探穴器探测压痛点,针刺留针 30 分钟至 1 小时。

2.皮肤针

常用于发作期。叩刺项部和上背部皮肤,重点是两条膀胱经之间的区域。

叩刺适应者能感到局部皮肤发热,呼吸可有不同程度的通畅感。

3.穴位注射

常用于缓解期。取 $C_7 \sim T_6$ 夹脊穴。①胎盘组织液:每次取穴一对,每穴注射 $0.5 \sim 1$ mL,由上而下,逐日更换。如第1次注射 C_7 夹脊穴,第2次注射 T_1 夹脊穴,以后依次类推,每天或隔天注射1次,20次为一疗程。②维生素 B_1:用法基本同上,每次注射 0.5 mL。③维生素 B_{12}:用法同维生素 B_1。

4.穴位埋线

用"0"号羊肠线,在上背部 $C_7 \sim T_7$,背正中线旁开约1寸处,定出等距离8个点为埋线穴位。操作时,用缝皮针,由上到下(或由下到上),如由第1点进针到第2点出针,将羊肠线埋于穴位内。再由第3点进针,到第4点出针,依次类推。

5.穴位敷贴

取大椎、肺俞、膏肓、璇玑、膻中,用白芥子 30 g、甘遂 15 g、细辛 15 g,共为细末,放在瓶中密封。使用时以生姜汁调成糊状,选 $1 \sim 3$ 个腧穴,涂药面积似蚕豆大,持续30分钟至1小时后,擦掉药物,涂药时局部有热、麻、痛等感觉,局部皮肤发红,有时能起泡。起泡者将泡挑破,涂上甲紫溶液以免感染。此疗法常在夏季初伏、中伏各进行1次。此法适用于儿童,成年人亦可应用。

脾胃系病证的针灸治疗

第一节　呃　逆

呃逆是以患者自觉胸膈气逆,喉间呃呃连声,声短而频,不能自主为主要症状的一种病证。呃逆古称"哕""哕逆"。呃逆可单独发生,其症轻微,多持续数分钟至数小时后自愈;亦可继发于其他急慢性疾病的过程中,其症多重,可昼夜不停,或间歇发作,迁延数天至数月不愈。凡饮食不当,情志不遂或正气亏虚均可使胃失和降,气逆动膈而为呃逆。

西医学的单纯性膈肌痉挛及其他疾病如胃肠神经官能症、胃炎、胃扩张、胃癌、肝硬化晚期、脑血管病、尿毒症以及胃食管手术后等引起的膈肌痉挛属于本病范畴。

一、辨证

自觉气逆上冲,喉间呃呃连声,声短而频,不能自止。呃声或高或低,或疏或密,间歇时间不定。根据临床表现不同可将本病分为胃中寒冷、胃火上逆、肝气犯胃、脾胃阳虚、胃阴不足等证型。

(一)胃中寒冷

呃声沉缓有力,胸膈及胃脘不舒,得热则减,遇寒更甚,口淡纳呆,苔薄白,脉迟缓。

(二)胃火上逆

呃声洪亮有力,冲逆而出,口臭烦渴,喜冷饮,脘腹胀闷,便秘尿黄,舌红,苔黄燥,脉滑数。

(三)肝气犯胃

呃逆连声,常因情志不畅而诱发或加重,胸闷胁胀,脘腹痞满,嗳气纳呆,肠鸣矢气,苔薄白,脉弦。

(四)脾胃阳虚

呃声低长无力,气不得续,腹中冷痛,泛吐清水,脘腹不舒,喜温喜按,手足不温,食少乏力,便溏,舌质淡,苔薄白,脉细弱。

(五)胃阴不足

呃逆短促而不得续,口干咽燥,烦躁不安,不思饮食或食后饱胀,大便干结,舌质红,苔少而干,脉细数。

二、治疗

(一)针灸治疗

治则:和胃降逆止呃。以任脉、足阳明和手厥阴经穴位为主。

主穴:中脘、足三里、内关、膈俞。

配穴:胃寒者,加梁门;胃热者,加陷谷;肝气犯胃者,加期门、太冲;阳虚者,加气海、关元;阴虚者,加太溪。

操作:中脘、足三里穴按证型选用补泻法,内关、膈俞穴用平补平泻法。配穴按虚补实泻法操作。寒证可配艾灸。

方义:中脘为胃募穴,足三里为胃经合穴、下合穴,两穴同用,泻之能清热降气,补之能益气温中;膈俞利膈镇逆,内关和中解郁。

(二)其他治疗

耳针:选膈、交感、胃、肝、脾。毫针刺,强刺激。顽固性呃逆可用埋针法。

第二节 呕 吐

呕吐是指胃失和降,气逆于上,迫使胃中之物从口中吐出的一种病证。有声有物谓之呕,有物无声谓之吐,有声无物谓之干呕,临床上呕和吐常同时出现,故称呕吐。呕吐既可单独为患,亦可见于多种疾病。本病可由外感、内伤之邪,侵犯胃腑,致使胃失和降,胃气上逆所致。

西医学的急慢性胃炎、胃扩张、贲门痉挛、幽门痉挛、功能性消化不良、胃神经官能症、胆囊炎、胰腺炎、耳源性眩晕、晕动症等引起的呕吐属于本病范畴。

一、辨证

本病以呕吐食物、痰饮、水液,或干呕无物,一天数次,持续或反复发作为主要症状。临床常见有感受外邪、痰饮内阻、肝气犯胃和脾胃虚弱等型。

(一)感受外邪

寒邪客胃见呕吐清水或痰涎,食久乃吐,大便溏薄,头身疼痛,胸脘痞闷,喜暖畏寒,苔白,脉迟;热邪内蕴则食入即吐,呕吐酸苦热臭,大便燥结,口干而渴,喜寒恶热,苔黄,脉数。

(二)痰饮内阻

呕吐清水痰涎,脘闷纳差,头眩心悸,苔白腻,脉滑。

(三)肝气犯胃

呕吐每因情志不畅时发作,频频嗳气,平时多烦善怒,吞酸,苔薄白,脉数。

(四)脾胃虚弱

饮食稍有不慎,呕吐即易发作,时作时止,呕而无力,纳差便溏,面色不华,倦怠乏力,舌淡苔薄,脉弱无力。

二、治疗

(一)针灸治疗

治则:和胃降逆,行气止呕。以足阳明、手厥阴经穴位及相应募穴为主。

主穴:内关、足三里、中脘。

配穴:寒邪客胃者加上脘、胃俞;热邪内蕴者加合谷,并可用金津、玉液点刺出血;痰饮内阻者加膻中、丰隆;肝气犯胃者加阳陵泉、太冲;脾胃虚弱者加脾俞、胃俞。腹胀者加天枢;肠鸣者加脾俞、大肠俞;泛酸欲呕者加公孙;食滞者加梁门、天枢。

操作:毫针刺,平补平泻法。配穴按虚补实泻法操作;虚寒者,可加用艾灸。呕吐发作时,可在内关穴行强刺激并持续运针1~3分钟。

方义:内关为手厥阴经络穴,宽胸理气,降逆止呕;足三里为足阳明经合穴,疏理胃肠气机,通降胃气;中脘乃胃之募穴,理气和胃止呕。

（二）其他治疗

1.耳针

选胃、交感、肝、皮质下、神门，每次 2～3 穴，毫针刺，留针 20～30 分钟，或用埋针法，或贴压法。

2.穴位注射

选穴参照针灸治疗主穴。用维生素 B_1 或维生素 B_{12} 注射液，每穴注射 0.5～1 mL，每天或隔天 1 次。

第三节 泄 泻

泄泻亦称"腹泻"，是指排便次数增多，粪便稀薄，或泻出如水样的病证。古人将大便溏薄者称为"泄"，大便如水注者称为"泻"。由于感受外邪、饮食不节、情志所伤及脏腑虚弱等，使脾胃运化功能失调，肠道分清泌浊、传导功能失司所致。可按其发病缓急分为急性泄泻和慢性泄泻两类。

西医学的急慢性肠炎、肠结核、肠易激综合征、吸收不良综合征等属于本病的范畴。

一、辨证

（一）急性泄泻

主症：发病势急，病程短，大便次数多，小便减少。

感受寒湿：大便清稀，甚如水样，腹痛肠鸣，脘闷食少，舌淡，苔白腻，脉濡缓。

感受湿热：泄泻腹痛，泻下急迫，或泻而不爽，粪色黄褐，气味臭秽，肛门灼热，烦热口渴，小便短黄，舌红，苔黄腻，脉濡数。

食滞肠胃：腹痛肠鸣，臭腐如败卵，泻后痛减，伴有未消化的食物，嗳腐吞酸，不思饮食，苔垢浊或厚腻，脉滑。

（二）慢性泄泻

主症：起病缓，病程长，泻下势缓，泻出量少，常有反复发作的趋势。

脾胃虚弱：大便时溏时泻，迁延反复，完谷不化，饮食减少，食后脘闷不舒，稍进油腻食物，则大便次数明显增加，面色萎黄，神疲倦怠，舌淡苔白，脉细弱。

肝气乘脾：素有胸胁胀闷，嗳气食少，每因抑郁恼怒或情绪紧张时发生腹痛泄泻，腹中雷鸣，矢气频作，舌淡红，脉弦。

肾阳虚衰：黎明之前脐腹作痛，肠鸣即泻，泻下完谷，泻后则安，形寒肢冷，腰膝酸软，舌淡苔白，脉沉细。

二、治疗

(一)针灸治疗

1.急性泄泻

治则：除湿导滞，通调腑气。以足阳明、足太阴经穴位为主。

主穴：天枢、上巨虚、阴陵泉、水分。

配穴：感受寒湿者加神阙，感受湿热者加内庭，饮食停滞者加中脘。

操作：毫针刺，用泻法。神阙用隔姜灸法。

方义：天枢为大肠募穴，可调理肠胃气机；上巨虚为大肠下合穴，可运化湿滞，取"合治内腑"之意；阴陵泉可健脾化湿；水分可利小便而实大便。

2.慢性泄泻

治则：健脾温肾，固本止泻。以任脉及足阳明、足太阴经穴位为主。

主穴：神阙、天枢、足三里、公孙。

配穴：脾气虚弱者加脾俞、太白；肝气郁结者加太冲；肾阳不足者加肾俞、命门。

操作：神阙用灸法；天枢用平补平泻法；足三里、公孙用补法。配穴按虚补实泻法操作。

方义：灸神阙可温补元阳，固本止泻；天枢为大肠募穴，能调理肠胃气机；足三里、公孙可健脾益胃。

(二)其他治疗

1.耳针

选大肠、小肠、脾、胃、肝、肾、交感，每次取3～4穴，毫针刺，中等刺激。亦可埋耳针或用贴压法。

2.穴位注射

选天枢、上巨虚，用小檗碱注射液，或用维生素 B_1 或维生素 B_{12} 注射液，每穴注射0.5～1 mL，每天或隔天1次。

第四节 便 秘

便秘是指大便秘结不通,粪便干燥艰涩难解,常常数天一行,甚至非用泻药、栓剂或灌肠不能排便的一种病证。多由大肠积热,或气滞,或寒凝,或阴阳气血亏虚,使大肠的传导功能失常,糟粕不行,凝结肠道而致。

西医学的习惯性便秘、全身衰弱致排便动力减弱引起的便秘以及肠神经官能症、肠道炎症恢复期肠蠕动减弱引起的便秘,肛裂、痔疮、直肠炎等肛门直肠疾患引起的便秘以及药物引起的便秘等属于本病的范畴。

一、辨证

大便秘结不通,排便艰涩难解,常常数天一行。根据临床表现不同可分为热秘、气秘、虚秘、寒秘等证型。

(一)热秘

大便干结,腹胀腹痛,面红身热,口干心烦,口臭,喜冷饮,小便短赤,舌红,苔黄或黄燥,脉滑数。

(二)气秘

欲便不得,嗳气频作,腹中胀痛,遇情志不畅则便秘加重,纳食减少,胸胁痞满,口苦,苔薄腻,脉弦。

(三)虚秘

气虚见大便秘结,临厕努挣,挣则汗出气短,便后疲乏,大便并不干硬,神疲气怯,舌淡嫩,苔薄,脉虚细;血虚见面色无华,头晕心悸,唇舌色淡,脉细。

(四)寒秘

大便艰涩,排出困难,小便清长,腹中冷痛,四肢不温,畏寒喜暖,舌淡苔白,脉沉迟。

二、治疗

(一)针灸治疗

治则:调理肠胃,行滞通便。以足阳明、手少阳经穴位为主。

主穴:天枢、支沟、水道、归来、丰隆。

配穴：热秘者加合谷、内庭；气秘者加太冲、中脘；气虚者加脾俞、气海；血虚者加足三里、三阴交；寒秘者加神阙、关元。

操作：主穴用毫针泻法。配穴按虚补实泻法操作，神阙、关元用灸法。

方义：天枢为大肠募穴，可疏通大肠腑气，腑气通则大肠传导功能正常；支沟可宣通三焦气机，三焦之气通畅则腑气通调；水道、归来、丰隆可调理肠胃、行滞通腑。

(二)其他治疗

1.耳针

选大肠、直肠、交感、皮质下，毫针刺，中等强度或弱刺激，或用贴压法。

2.穴位注射

选穴参照针灸治疗主穴，用生理盐水，或维生素 B_1 或维生素 B_{12} 注射液，每穴注射 0.5~1 mL，每天或隔天 1 次。

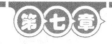

肾系病证的针灸治疗

第一节 水 肿

水肿是指体内水液滞留,泛滥肌肤,引起头面、眼睑、四肢、腹背甚至全身水肿的一种病证,严重者还可伴有胸腔积液、腹水等。本证又名水气,可分为阴水和阳水两大类。阳水发病较急,多从头面部先肿,肿势以腰部以上为著;阴水发病较缓,多从足跗先肿,肿势以腰部以下为显。

本证常见于西医学中的急慢性肾炎、充血性心力衰竭、肝硬化以及营养障碍等疾病。

一、病因病机

本证多因三焦气化失职、气机不利、水液停滞、排泄失常、渗于肌肤而发病。

(一)风水相搏

肺为水之上源,又主一身之表,外合皮毛。风邪侵袭,肺失宣肃,不能通调水道,下输膀胱,以致风遏水阻,风水相搏,流溢于肌肤,发为水肿(阳水)。

(二)脾虚湿困

脾主运化,喜燥恶湿。如居处潮湿,或涉水冒雨,水湿之气内侵,或平素酒食不节,生冷太过,湿蕴于中,脾为湿困,健运失司,不能升清降浊,以致水湿不得下行,泛于肌肤,而成水肿(阴水)。

(三)阳虚水泛

生育不节,房劳过度,肾气内伤,或劳倦伤脾,日久脾肾俱虚,肾虚则开阖不利,不能化气行水,以致水液停聚,泛滥于肌肤,形成水肿(阴水)。

二、辨证

(一)阳水

证候:多为急性发作,初起面目微肿,继则遍及全身,皮肤光泽,按之凹陷易复,胸中烦闷甚则呼吸急促,小便短少而黄,伴有恶寒发热,咽痛,苔白滑或腻,脉浮滑或滑数。

治法:疏风利水。

(二)阴水

证候:发病多由渐而始,初起足跗微肿,继而腹背面部等渐见水肿,按之凹陷恢复较难,肿势时起时消,气色晦滞,小便清利或短涩。脾虚者兼见脘闷纳少,大便溏泄。肾虚者兼见喜暖畏寒,肢冷神疲,腰膝酸软,脉沉细或迟,舌淡苔白。

治法:温阳利水。

三、治疗

(一)针灸治疗

1.阳水

取穴:肺俞、列缺、合谷、三焦俞。

配穴:恶寒甚者,加偏历。发热甚者,加曲池。咽痛者,加少商。面部肿甚者,加水沟。

刺灸方法:针用泻法。

方义:取肺俞以宣肺疏风,通调水道。列缺、合谷为原络相配,可疏解表邪。三焦俞调整气化,通利水道。

2.阴水

取穴:脾俞、肾俞、三焦俞、水分。

配穴:脾虚者,加中脘、足三里、天枢。肾虚者,加灸关元、命门。

刺灸方法:针用补法,可加灸。

方义:补脾俞、肾俞可温中助阳以化气利水。三焦俞通调水道以利水下行。水分可分利水邪,利尿行水。

(二)其他疗法

1.耳针

取肺、脾、肾、膀胱,毫针中度刺激,留针30分钟,每天1次,或埋针或埋王不留行籽贴压刺激,每3～5天更换1次。

2.穴位敷贴

用车前子 10 g 研细末,与独头蒜 5 枚、田螺 4 个共捣,敷神阙。或用蓖麻籽 50 粒,薤白 3～5 个,共捣烂敷涌泉。每天 1 次,连敷数次。

第二节　淋　　证

淋证是以小便频急、淋沥不尽、尿道涩痛、小腹拘急、痛引腰腹为主要表现的病证。中医历代对淋证分类有所不同,本节分为热淋、气淋、血淋、膏淋、石淋、劳淋 6 种。

本证多见于西医学的泌尿系统感染、泌尿系统结石、泌尿系统肿瘤以及乳糜尿等。

一、病因病机

本证病在肾和膀胱,多因湿热蕴结下焦、脾肾亏虚、肝郁气滞等引起。

(一)湿热下注

过食辛热,或嗜酒肥甘,酿成湿热,下注膀胱发为热淋;若湿热蕴积,尿液受其煎熬,日积月累,尿中杂质结为砂石,则为石淋;若湿热蕴结于下,以致气化不利,清浊不分,小便如脂如膏,则为膏淋;若热盛伤络,迫血妄行,小便涩痛有血,则为血淋。

(二)脾肾亏虚

久淋不愈,湿热耗伤正气,或年老、久病体弱以及劳累过度,房事不节,均可致脾肾亏虚。如遇劳即小便淋沥者,则为劳淋;中气不足,气虚下陷者,则为虚证气淋;脾肾亏虚,下元不固,不能制约脂液,脂液下泄,尿液浑浊,则为虚证膏淋;肾阴亏虚,虚火扰络,尿中夹血,则为虚证血淋。

(三)肝郁气滞

恼怒伤肝,气郁化火,或气火郁于下焦,膀胱气化不利,则少腹作胀,而发为实证气淋。

二、辨证

(一)热淋

证候:小便频急,灼热涩痛,尿色黄赤,少腹拘急胀痛,或有恶寒发热,口苦,呕恶,或有腰痛拒按,或有大便秘结,苔黄腻,脉滑数。

治法:清热利湿通淋。

(二)石淋

证候:小便艰涩,尿中时夹砂石,或排尿时突然中断,尿道窘迫疼痛,少腹拘急,或腰腹绞痛难忍,尿中带血。湿热下注者,兼见大便干结,舌红,苔薄黄,脉弦或带数。若痛久砂石不去,腰腹隐痛,排尿无力,小腹坠胀,可伴见面色少华,精神委顿,少气乏力,舌淡边有齿印,脉细而弱,此为肾气亏虚。若眩晕耳鸣,腰膝酸软,手足心热,舌红少苔,脉细数,为肾阴亏虚。病久下焦瘀滞者,见舌紫暗或有瘀斑,脉细涩。

治法:通淋排石。

(三)气淋

证候:肝郁气滞者,小便涩滞,淋沥不畅,少腹满痛,苔薄白,脉多沉弦。中气下陷者,少腹坠胀,尿有余沥,面色㿠白,舌淡,脉虚细无力。

治法:肝郁气滞者利气疏导,中气下陷者补中益气。

(四)血淋

证候:湿热下注者,可见小便热涩刺痛,尿色深红,或夹有血块,伴发热,心烦口渴,腰痛,大便秘结,苔黄,脉滑数。肾阴亏虚者,可见小便涩痛较轻,尿色淡红,腰膝酸软,神疲乏力,头晕耳鸣,舌淡红,脉细数。

治法:湿热下注者清热利湿,通淋止血;肾阴亏虚者滋阴补肾,清热止血。

(五)膏淋

证候:湿热下注者,小便浑浊如米泔水,置之沉淀如絮状,上有浮油如脂,或夹有凝块,或混有血液,尿道热涩疼痛,舌红,苔黄腻,脉濡数。脾肾两虚者表现为病久不已,反复发作,小便浑浊如米泔水,尿道涩痛不甚,形体日渐消瘦,神疲无力,腰膝酸软,舌淡,苔腻,脉细弱无力。

治法:湿热下注者清热利湿,分清泄浊;脾肾两虚者益气升陷,补虚固涩。

(六)劳淋

证候:小便不甚赤涩,但淋沥不已,时作时止,遇劳即发,腰膝酸软,神疲乏力,舌淡,脉虚细弱。

治法:健脾益肾,利尿通淋。

三、治疗

(一)针灸治疗

1.热淋

取穴:膀胱俞、中极、阴陵泉、行间。

配穴:恶寒发热者,加合谷、列缺。便秘甚者,加支沟。

刺灸方法:针用泻法。

方义:膀胱俞、中极为俞募配穴法,以疏利膀胱气机;阴陵泉通利小便,疏通气机;取肝经荥穴行间,泻热而定痛。

2.石淋

取穴:膀胱俞、中极、秩边、委阳、然谷。

配穴:湿热下注者,加阴陵泉、三焦俞;肾气亏虚者,加肾俞、关元、足三里;肾阴亏虚者,加肾俞、太溪、照海;下焦瘀滞者,加气海、膈俞;腰腹急痛甚者,加水沟。

刺灸方法:实证针用泻法,虚证针用补法,秩边透水道。

方义:膀胱俞、中极方义同"热淋"。秩边透水道,配合委阳、然谷具有通淋排石止痛之功;加阴陵泉、三焦俞以清热利湿;加肾俞、关元、足三里可益肾补气;加肾俞、太溪、照海可滋肾补阴;取气海、膈俞以理气活血祛瘀。

3.气淋

取穴:膀胱俞、中极、秩边。

配穴:肝郁气滞者,加肝俞、太冲、间使;中气下陷者,加气海、足三里。

刺灸方法:实证针用泻法,虚证针用补法,秩边透水道。

方义:膀胱俞、中极方义同"热淋"。秩边可理气通淋,肝俞、太冲、间使可疏肝理气,气海、足三里可健脾益气。

4.血淋

取穴:膀胱俞、中极、血海、三阴交。

配穴:湿热下注者,加少府、劳宫;肾阴亏虚者,加复溜、太溪、肾俞。

刺灸方法:实证针用泻法,虚证针用补法。

方义:膀胱俞、中极方义同"热淋"。血海、三阴交可清利湿热,凉血止血;加少府、劳宫可清热除烦;加复溜、太溪、肾俞可滋肾养阴。

5.膏淋

取穴:膀胱俞、中极、阴陵泉、三阴交。

配穴:湿热下注者,加行间;脾肾两虚者,加气海、肾俞、命门、脾俞;小便混浊如膏者,加灸气海俞、百会。

刺灸方法:实证针用泻法,虚证针用补法。

方义:膀胱俞、中极方义同"热淋"。阴陵泉、三阴交既可分清泌浊、清利湿热,又可滋补脾肾、补虚固涩;加行间增强清热力量;加气海、肾俞、命门、脾俞以补益脾肾。

6.劳淋

取穴:膀胱俞、中极、脾俞、肾俞、命门、关元、足三里。

配穴:心悸气短者,加内关。

刺灸方法:针用补泻兼施法。

方义:膀胱俞、中极方义同"热淋"。取脾俞、肾俞、命门、关元、足三里可补益脾肾,益气通淋。

(二)其他疗法

1.耳针

取膀胱、肾、交感、肾上腺,每次选 2～4 穴,毫针强刺激,留针 20～30 分钟,每天 1 次。

2.皮肤针

取三阴交、曲泉、关元、曲骨、归来、水道、腹股沟部、L_2～S_4 夹脊穴,用皮肤针叩打至皮肤红润为度。

3.电针

取肾俞、三阴交,毫针刺入后予高频脉冲电流刺激 5～10 分钟。

第三节　癃　闭

癃闭是以排尿困难、尿量减少,甚至小便闭塞不通为主要表现的一种病证。"癃"是指小便不利,点滴而下,病势较缓;"闭"是指小便不通,欲溲不下,病势较急。癃与闭常合称癃闭。多见于产后妇女、手术后患者及老年男性。

由于外邪侵袭、饮食不节、情志内伤、久病体虚、外伤等引起肾和膀胱气化失司所导致。

西医学的膀胱、尿道器质性和功能性病变及前列腺疾患等所造成的排尿困难和尿潴留均属本病范畴。

一、辨证

本病起病可突然发作，或逐渐形成。症见小便不通，少腹胀大，少腹急痛，烦躁不安等。病情严重时，还可见头晕、头痛、恶心、呕吐、胸闷、喘促、水肿，甚至神昏等。根据其临床表现可分为湿热内蕴、肝郁气滞、瘀浊闭阻和脾肾亏虚型。

(一)湿热内蕴

小便闭塞不通，努责无效，小腹胀急而痛，烦躁口渴，或口渴不欲饮，或大便不畅，舌质红，苔黄腻。

(二)肝郁气滞

小便不通或通而不畅，多烦善怒，胁腹胀满疼痛，舌红，苔黄，脉弦。

(三)瘀浊闭阻

多有外伤或手术损伤病史。小便不通或通而不畅，小腹满痛，舌紫黯或有瘀点，脉涩。

(四)脾肾亏虚

小便淋沥不爽，排出无力，甚至点滴不通，精神疲惫，气短纳差，大便不坚，小腹坠胀，腰膝酸软，畏寒乏力，舌质淡，脉沉细。

二、治疗

(一)针灸治疗

治则：调理膀胱，行气通闭。以任脉、足太阳及足太阴经穴位为主。

主穴：秩边、三阴交、关元、中极、膀胱俞、三焦俞、肾俞。

配穴：湿热内蕴者，加委阳、尺泽；肝郁气滞者，加太冲、大敦；瘀血阻滞者，加曲骨、次髎、血海；中气不足者，加气海、脾俞、足三里；肾气亏虚者，加太溪、复溜。

操作：毫针刺，实证用泻法，虚证用补法。

方义：秩边为膀胱经穴，可调理膀胱；三阴交可通调足三阴经气血，消除瘀滞；关元为任脉与足三阴经交会穴，中极为膀胱募穴，中极配膀胱之背俞穴，俞募相配，关元透中极，均能起到鼓舞膀胱气化功能的作用；三焦俞通调三焦，配肾俞可促进膀胱气化功能。

(二)其他治疗

1.耳针

选肾、膀胱、肺、肝、脾、三焦、交感、神门、皮质下、腰骶椎。每次选3~5穴，用毫针中强刺激，或用揿针埋藏，或用王不留行籽贴压。

2.穴位敷贴

选神阙穴。用葱白、冰片、田螺或鲜青蒿、甘草、甘遂各适量，混合捣烂后敷于脐部，外用纱布固定，加热敷。

3.取嚏或探吐

用消毒棉签，向鼻中取嚏或喉中探吐；也有用皂角粉末0.3~0.6 g吹鼻取嚏。

4.电针

取双侧维道，沿皮刺，针尖向曲骨透刺2~3寸，通脉冲电15~30分钟。

第四节 遗 精

遗精是指不因性生活而精液频繁遗泄的病证，若有梦而遗精，称为梦遗；无梦而遗精，甚至清醒时精液流出，称滑精。未婚或已婚后与妻子分居的男子，每月遗精4次以下者，多属正常现象。

西医学中的男子性功能障碍、前列腺炎等引起的遗精，一般可参考本节内容辨证论治。

一、病因病机

本证的发生多因阴虚火旺、心脾亏损、湿热下注等，以致肾失封藏所致。

(一)阴虚火旺

心肾相交，水火相济；若肾阴不足，心火偏亢，扰动精室，则发为遗精。

(二)湿热下注

过食肥甘辛辣，损伤脾肾，蕴湿生热，下扰精室，引致遗精。

(三)心脾两虚

劳神太过,思慕不已,耗伤心脾,心虚则神浮不定,脾虚则气陷不摄,终致遗精。

(四)肾虚不固

恣情纵欲,房事无度,或手淫频繁,致肾精亏虚,精关不固,发为遗精。

二、辨证

(一)阴虚火旺

证候:梦中遗精,夜寐不宁,头昏头晕,耳鸣目眩,心悸易惊,神疲乏力,或见尿少色黄,舌尖偏红,苔少,脉细数。

治法:滋阴降火摄精。

(二)湿热下注

证候:多梦遗精频作,尿后常有精液外流,尿色黄,尿时不爽或有灼热,口干苦,渴不多饮,舌红,苔黄腻,脉濡数。

治法:清热利湿固精。

(三)心脾两虚

证候:遗精遇思虑或劳累过度而作,头晕失眠,心悸健忘,食少便溏,面色萎黄,舌淡,脉细弱。

治法:养心健脾固精。

(四)肾虚不固

证候:遗精频作,甚则滑精,面色少华,精神萎靡,头晕目眩,耳鸣,腰膝酸软。肾阳虚者兼见畏寒肢冷,阳痿早泄,舌淡,苔薄白,脉沉细弱。

治法:补肾固精。

三、治疗

(一)针灸治疗

1.阴虚火旺

取穴:心俞、神门、志室、中极、三阴交。

配穴:相火偏旺阳事易兴者,加太冲、阳陵泉。

刺灸方法:针用补泻兼施法。

方义:泻心俞清泻君火,泻神门宁心安神;志室、中极既能益肾固精,又能清泻相火;三阴交属肝、脾、肾三经之会,能益阴以和阳,协调阴阳之平衡。

2.湿热下注

取穴:膀胱俞、中极、次髎、肾俞、阴陵泉、行间。

配穴:尿时不爽者,加三阴交。

刺灸方法:针用泻法。

方义:膀胱俞、中极为俞募配穴,加次髎以清利下焦湿热;取肾俞补肾固摄;阴陵泉、行间泻之能清热利湿。

3.心脾两虚

取穴:心俞、脾俞、三阴交、神门、肾俞、中极。

配穴:头晕者,加风池;心悸者,加内关;食少便溏者,加足三里。

刺灸方法:针用补法,可加灸。

方义:心俞、脾俞养心健脾;三阴交、神门可健脾益气,安神定志;肾俞、中极可固精止遗。

4.肾虚不固

取穴:肾俞、志室、中极、太溪。

配穴:伴早泄者,加关元。

刺灸方法:针用补法,可加灸。

方义:取肾俞、志室补肾益气,封藏精室;补中极更能固摄精气;太溪滋补肾中之元阳和元阴。

(二)其他疗法

1.耳针

取内生殖器、内分泌、神门、肝、肾,每次选1～4穴,毫针中度刺激,留针5～30分钟,每天1次,或采用埋针刺激。

2.皮肤针

取心俞、肾俞、志室、关元、中极、三阴交、太溪,或取腰骶两侧夹脊穴及足三阴经膝关节以下的经穴,用皮肤针叩打皮肤呈轻度红晕,每晚1次。

3.穴位注射

取中极、关元,选用维生素 B_1 或维生素 B_{12} 注射液,每穴注射 0.5 mL,隔天或每天 1 次,10 次为 1 疗程。

4.穴位埋线

取关元、中极、肾俞、三阴交,每次选用 2 穴,用 0～1 号羊肠线埋入,每 2 周 1 次。

第五节 阳 痿

阳痿是指年龄未届性功能衰退的男性出现阳事不举或临房举而不坚之证。本证可见于西医学的男子性功能障碍及某些慢性虚弱疾病。

一、病因病机

本证多由命门火衰、肝肾亏虚、思虑过度、惊恐等引起,亦有湿热下注、宗筋松弛而致者,但较为少见。

(一)命门火衰

房事不节,或手淫过度,肾阳亏虚,无力鼓动,而致阳痿。

(二)心脾两虚

思虑过度,损伤心脾,气血不足,宗筋痿软,以致阳事不举。

(三)惊恐伤肾

房事之中,卒受惊恐,或焦躁不安,气机受阻,以致阳痿。

(四)湿热下注

湿热蕴结,下注宗筋,致使宗筋痿软不举。

二、辨证

(一)命门火衰

证候:症见阳痿,面色㿠白,腰酸足软,头晕目眩,精神萎靡,甚至周身怕冷,食欲减退,舌淡,苔白,脉沉细。

治法:补肾壮阳。

(二)心脾两虚

证候:症见阳痿,伴有面色萎黄,食欲不振,精神倦怠,周身肢体酸软无力,舌淡,苔薄白,脉细弱。

治法:补益心脾。

(三)惊恐伤肾

证候:症见阳痿,精神抑郁或焦躁紧张,胆小多疑,心悸失眠,苔薄腻,脉沉细。

治法：益肾宁神。

(四)湿热下注

证候：阴茎痿软，勃而不坚，阴囊潮湿气臊，下肢酸重，尿黄，舌红，苔黄腻，脉滑数。

治法：清热化湿。

三、治疗

(一)针灸治疗

1.命门火衰

取穴：肾俞、命门、关元、中极、三阴交。

配穴：头昏目眩者，加风池。

刺灸方法：针用补法，可加灸。

方义：肾俞、命门用补法加温灸，以补肾中元阳，壮命门之火；取任脉关元、中极能直接兴奋宗筋，温下元之气；补三阴交益肝肾，以治其本。

2.心脾两虚

取穴：心俞、脾俞、肾俞、关元、足三里、三阴交。

配穴：夜寐不宁者，加神门；心悸怔忡者，加内关。

刺灸方法：针用补法。

方义：取心俞、脾俞补益心脾气血；肾俞为肾气转输之处，可益肾气，滋肾阴；关元乃足三阴与任脉之会，三焦之气所生之地，可培肾固本，补益元气，强壮宗筋；足三里补益脾胃之气，健旺生化之源；三阴交补益肝肾之阴。

3.惊恐伤肾

取穴：心俞、肾俞、神门、气海、三阴交。

配穴：胆怯易惊者，加间使。

刺灸方法：针用补法。

方义：取心俞以养心调神；肾俞补肾益气；神门宁心安神；气海调下元气机，补益肾中元气；三阴交补益肝肾之阴。

4.湿热下注

取穴：中极、三阴交、曲泉、行间。

配穴：阴囊潮湿气臊者，加阴陵泉、蠡沟。

刺灸方法：针用泻法。

方义：中极、三阴交可利湿清热，曲泉、行间清热利宗筋。

(二)其他疗法

1.耳针

取外生殖器、内生殖器、内分泌、肾，每次选2～4穴，毫针中度刺激，留针5～15分钟，每天或隔天1次，或埋针按压刺激。

2.电针

取八髎、然谷或关元、三阴交，两组穴位交替使用，针刺后通低频脉冲电流3～5分钟，每天或隔天1次，10次为1疗程。

3.穴位注射

取关元、中极、肾俞，每次选2穴，药物采用维生素 B_1 150 mg 或维生素 B_{12} 0.1 mg，或丙酸睾酮5 mg 或当归注射液等，每穴注射0.5 mL，隔天1次，10次为1疗程。

4.穴位埋线

取肾俞、关元、三阴交、中极，每次选1～3穴，用0～1号羊肠线按常规操作埋入穴内，每隔1个月或1个半月埋线1次。

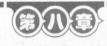

第八章
儿科病证的推拿治疗

第一节 疳 积

疳积是积滞和疳证的总称,因证候轻重虚实不同,分为积滞和疳证。病因均为伤于乳食,停聚不化,形成积滞;积久不消,进一步发展形成疳证。两者关系密切,故有"积为疳之母,无积不成疳"之说。本病多见于5岁以下小儿,发病无季节性,呈慢性过程,迁延日久,影响小儿生长发育。古代疳证被列为儿科"四大要证"之一。

西医学所说的蛋白质-热能营养不良与疳证的临床表现相似,主要是小儿摄入不足或摄入食物不能充分利用的结果。近些年来疳证的发病率明显下降,临床症状也有所减轻。

一、病因病机

本病因喂养不当,乳食内积不化或其他疾病影响,致脾胃功能受损而逐渐形成。

(一)乳食不节

小儿饥饱失调,过食肥甘生冷之品,或偏食,致脾胃受损,运化失职,升降不调,而成积滞。积滞日久,脾胃更伤,转化为疳。

(二)喂养不当

因母乳不足,或过早断乳,未能及时添加辅食,使乳食摄入不足,脾胃生化乏源,而致营养失调,日久便形成疳证。

(三)疾病影响

病后失调,反复发热,或久吐久泻,或肠道虫证等,均可耗伤津液,导致脾胃受损,气血生化不足,诸脏失养而成疳证。

(四)禀赋不足

先天禀赋不足,加之后天喂养、调护不当,致脾胃虚弱,乳食不化,停滞中州,营养失调,气血两亏,日久形成疳积。

二、诊断

(一)诊断要点

(1)有消化不良史或其他急、慢性疾病史。

(2)积滞以不思乳食,食而不化,嗳腐吞酸,脘腹胀满,大便不调,但病程不长为特征。

(3)疳证以长期形体消瘦,体重低于正常值40%,面色不华,毛发稀疏枯黄,饮食异常,肚腹膨胀,大便干稀不调,或精神不振,烦躁易怒,有明显的脾胃和精神症状为特征。

(二)临床表现

1.积滞伤脾

形体消瘦,体重不增,肚腹膨胀,纳食不香,精神不振,夜卧不安,大便不调,常有恶臭,或手足心热,舌苔厚腻。

2.气血两亏

面色萎黄或㿠白,骨瘦如柴,毛发枯黄稀疏,精神萎靡,烦躁不安,睡卧不宁,啼哭无力,四肢不温,发育障碍,腹凹如舟,大便溏泄,舌淡苔薄,指纹色淡。

(三)辅助检查

1.血常规

合并贫血时,红细胞、血红蛋白均低于正常值。

2.血浆蛋白

正常或稍偏低;血清蛋白显著降低者,常易发生水肿。

3.大便常规

多有不消化食物残渣或脂肪球。

(四)鉴别诊断

1.营养不良性水肿

水肿前,可有体重减轻、消瘦等表现,但血浆蛋白显著减少。常继发于多种维生素缺乏症,以维生素 A、B 族维生素、维生素 C 的缺乏为多见。

2.厌食

主要表现为长期食欲不振,但精神状态尚可,无明显形体消瘦和其他症状。

三、推拿治疗

疳积的治疗原则以调理脾胃为主。积滞伤脾者,佐以消食导滞;气血亏虚者,佐以补益气血。

(一)积滞伤脾

1.治则

调理脾胃,消积导滞。

2.处方

补脾经、揉板门、推四横纹、揉中脘、揉天枢、按揉足三里、分腹阴阳、运内八卦、摩腹。

3.方义

补脾经、摩腹、按揉足三里,以健脾和胃,消食和中;揉板门、揉中脘、揉天枢、分腹阴阳,以消积导滞;推四横纹、运内八卦,以理气调中,调和气血。

4.加减

便溏者,加补大肠、揉龟尾;便秘者,加清大肠、按揉膊阳池、推下七节骨。

(二)气血两亏

1.治则

温中健脾,补益气血。

2.处方

补脾经、推三关、揉外劳宫、掐揉四横纹、运内八卦、揉中脘、按揉足三里、捏脊。

3.方义

补脾经、推三关、揉中脘、捏脊,以温中健脾,补益气血;掐揉四横纹,以主治疳积;运内八卦、揉外劳宫,以温阳助运,理气和中;按揉足三里,以健脾和胃,调和气血。

4.加减

烦躁不安者,加掐五指节、清肝经;五心烦热、盗汗者,去推三关、揉外劳宫,加补肾经、揉二马、清肝经;便溏者,加补大肠;便秘者,加清大肠、推下七节骨。

四、注意事项

(1)推拿治疗疳积,疗效显著,每一疗程7~10天,单用捏脊法或配合针刺四横纹治疗,隔天 1 次或每周 2 次,效果亦好。病情严重者,配合药物治疗,效果更好。

(2)手法治疗食欲好转时,应逐渐添加食物,防止损伤脾胃。

(3)寻找病因,综合治疗,根治。

(4)调整饮食,给予喂养指导。

第二节 厌 食

厌食是指小儿较长时间不欲饮食,甚至拒食的一种病证。临床以食欲不振为主要特征。本病多见于 1～6 岁小儿。城市儿童发病率较高,无明显季节性。患儿一般除厌食外,其他情况较好。若长期不愈,营养缺乏,影响小儿生长发育。

一、病因病机

厌食的病因病机主要为喂养不当,或先天不足,或病后失调,导致脾胃不和,受纳运化失健。

(一)喂养不当

饮食过于滋补,或家长溺爱,乱投杂食或纵其所好,养成偏食、吃零食的习惯,或饮食不节,饥饱无度等,均可导致脾失健运,胃失受纳,脾胃不和而厌食。

(二)先天不足

先天禀赋不足,加之后天喂养调护不当,致脾胃虚弱,胃不思纳而致厌食。

(三)病后失调

小儿热病伤津或用药不当,过于寒凉或过于温燥,或病后调理不当,均可导致胃津受灼,脾胃气阴不足,受纳运化功能失调,而产生厌食。

二、诊断

(一)诊断要点

(1)以长期食欲不振为主要特征。

(2)除形体偏瘦,面色少华外,一般无其他阳性体征。

(3)排除其他慢性疾病和外感病。

(二)临床表现

1.脾胃不和

食欲不振,甚至厌恶饮食,多食或强迫进食,则脘腹饱胀;形体偏瘦,但精神尚好;舌质淡红,苔薄白或白腻,脉有力,指纹淡红。

2.脾胃气虚

不欲饮食,甚或拒食,面色萎黄,精神倦怠,懒言乏力,大便夹有不消化的食物残渣,舌淡,苔薄白,脉弱无力,指纹色淡。

3.胃阴不足

不欲进食,口干多饮,皮肤干燥,手足心热,大便秘结,小便黄赤,舌红少津,苔少或花剥,脉细数,指纹淡紫。

(三)辅助检查

血生化锌、铜、铁等多种微量元素含量偏低。

(四)鉴别诊断

1.积滞

有伤乳食病史,除食欲不振、不思乳食外,伴有嗳气酸腐,大便酸臭,脘腹胀痛。

2.疳证

可有食欲不振,但也可有食欲亢进,嗜食异物者。以体重下降,明显消瘦,肚腹膨胀,面黄发枯,伴烦躁易怒或萎靡不振的精神症状为主要特征。

3.疰夏

以食欲不振为主,可有全身倦怠,大便不调,或有发热。本病发生在夏季,有明显季节性。

三、推拿治疗

厌食的治疗原则以开胃运脾为主。根据临床表现的不同,或运脾和胃,或健脾益气,或养胃育阴。

(一)脾胃不和

1.治则

和胃运脾。

2.处方

补脾经、补胃经、揉中脘、按揉足三里、摩腹、揉板门、推四横纹、运内八卦。

3.方义

补脾经、补胃经、按揉足三里,以和胃运脾;揉中脘,以消食助运;摩腹、揉板门,以健脾和胃,理气消食;运内八卦、推四横纹,以调中和胃。

4.加减

手足心热者,加清天河水。

(二)脾胃气虚

1.治则

健脾益气。

2.处方

补脾经、揉脾俞、揉胃俞、摩腹、摩中脘、揉足三里、运内八卦、捏脊、推三关、揉外劳宫、摩脐。

3.方义

补脾经、揉脾俞、揉胃俞、摩中脘、揉足三里,以健脾益气,和胃消食;摩腹、运内八卦、捏脊,以理气和中,补益气血;推三关、揉外劳宫,以温阳益气;摩脐,以补中益气,消食助运。

4.加减

大便不实者,加补大肠。

(三)胃阴不足

1.治则

养胃育阴。

2.处方

补胃经、补脾经、揉二马、揉板门、运内八卦、揉脾俞、揉胃俞、运内劳宫、清天河水。

3.方义

补胃经、补脾经、揉胃俞、揉脾俞,以开胃运脾;揉二马,以养阴清热;揉板门,以健脾和胃,消食导滞;运内八卦,以理气和中;运内劳宫、清天河水,以滋阴退热。

4.加减

大便秘结者,加清大肠、摩腹、推下七节骨、揉龟尾。

四、注意事项

(1)纠正不良饮食习惯。定时进餐,饭前勿吃零食和糖果,荤、素、粗、细粮合理搭配,不挑食、不偏食,少食生冷、肥甘厚味之品。饭前、饭后勿大量饮水或进饮料。

(2)切勿在进食时训斥、打骂小儿。营造良好进食环境,增强小儿食欲。

(3)积极寻找厌食原因,采取针对性有效措施。

第三节 腹 痛

小儿腹痛属于中医学"胁痛""胃痛""腹痛"等病的范畴。腹痛是临床上小儿常见的一个症状,可见于多种疾病中。由于腹腔中有很多重要脏器和经脉,因此腹痛病因非常复杂,凡脏腑、经脉的病变均可引起腹痛,本节所述腹痛主要为腹部受寒,或由于乳食停滞,或由于虫积腹中引起的腹痛,而不包括外科急腹症之腹痛,治疗时需特别注意,以防贻误病情。

一、病因病机

(一)感受外邪

由于护理不当,或气候突然变化,小儿腹部为风寒冷气所侵。寒凝不散,搏结肠间,以致气机阻滞,不通则痛。

(二)乳食积滞

由于乳食不节,暴饮暴食,或恣食生冷食物,停滞中焦,气机受阻,而致腹痛。

(三)虫积

由于感染蛔虫,扰动肠中,或窜行胆管,或虫多而扭结成团,阻滞气机而致气滞作痛。

(四)脾胃虚寒

由于平素脾胃虚弱,或久病脾虚,致脾阳不振,运化失司,寒湿滞留,气血不足以温养而致腹痛。

二、辨证

(一)主症

腹痛时作,哭叫不安。

(二)寒痛

腹痛急暴,常在受凉或饮食生冷后发生,遇冷更剧,得热痛减,面色青白,或兼大便清稀,舌淡苔白滑,指纹色红。

(三)伤食痛

腹部胀满疼痛、拒按,厌食,嗳腐吞酸,恶心呕吐,矢气频作,腹泻或便秘,苔厚腻,脉滑。

(四)虫痛

腹痛突然发作,脐周痛甚,时发时止,有时可在腹部摸到蠕动之块状物,时隐时现,有便虫病史,形体消瘦,食欲不佳,或嗜食异物;如蛔虫窜行胆管则痛如钻顶,时发时止,伴见呕吐。

(五)虚寒腹痛

腹痛隐隐,喜温喜按,面色萎黄,形体消瘦,食欲不振,易发腹泻,舌淡苔薄,指纹色淡。

三、推拿治疗

(一)寒痛

1.治法

温中散寒,理气止痛。

2.取穴及手法

补脾经、天门入虎口、揉外劳宫、推三关、摩揉肚脐、掐揉一窝风、拿肚角。

3.操作

(1)补脾经:医师以左手示指置于患儿的左拇指掌侧,以拇指置于其拇指末节背侧,使其拇指微屈。以右手示、中二指夹持固定患儿的腕部,用拇指螺纹面或其桡侧面自拇指尖向拇指根部推200～300次。

(2)天门入虎口法:医师以左手拇、中二指拿患儿拇指,示指托患儿指根,右手示、中二指兜持患儿示、中、环、小四指根部,使手指向上,掌心向外,以右手拇指桡侧面,自患儿的拇指尖沿尺侧缘赤白肉际侧推入虎口20～30次。然后,揉板门穴30～50次。

(3)揉外劳宫:术者一手持患儿四指令掌背向上,另一手中指端揉穴处,揉100～300次。

(4)推三关:患儿左手臂伸直,掌心向内,医师以左手握住患儿腕关节尺侧,示指在下伸直,托住患儿前臂,右手示、中二指并拢或用拇指桡侧自大横纹桡侧阳池直推至曲池穴100～200次。

(5)摩揉肚脐:患儿仰卧,医师以掌心或示、中、环三指指面,摩肚脐3～5分钟,继以掌根或示、中、环三指指面顺时针揉肚脐100～200次。

(6)掐揉一窝风:医师一手托患儿手掌,使其掌背向上,以另一手拇指甲掐一窝风穴3～5次。以拇指或示指端揉一窝风穴50～100次。

(7)拿肚角:患儿仰卧,医师以拇、示、中三指,向肚角深处拿3～5次。

(二)伤食痛

1.治则

消食导滞,和中止痛。

2.取穴及手法

清补脾经、清大肠、揉板门、掐揉一窝风、运内八卦、揉中脘、分阴阳、按弦走搓摩、分腹阴阳、拿肚角、天门入虎口法、推下七节骨。

3.操作

(1)清补脾经:医师以左手示指置于患儿左手拇指掌侧,拇指置于其背侧,以右手示、中二指夹持固定其腕部,以拇指自患儿拇指尖至拇指根来回直推200～300次。

(2)清大肠:术者一手持患儿示指以固定,以另一手拇指指端由患儿虎口推向示指尖100～500次。

(3)揉板门:医师以左手持患儿左手,使其掌心朝上,医师用右手拇指端揉板门穴200～300次。

(4)掐揉一窝风:医师一手托患儿手掌,使其掌背向上,以另一手拇指甲掐一窝风穴3～5次,以拇指或示端揉一窝风穴50～100次。

(5)运内八卦:术者一手持患儿四指以固定,掌心向上,拇指按定离宫,另一手示指、中指夹持患儿拇指,拇指自乾宫运至兑宫,运100～500次。

(6)揉中脘:患儿仰卧,医师以拇指或中指端揉中脘穴2～3分钟。

(7)分阴阳:医师以两手示指按于患儿掌根之两侧,中指托患儿手背,环、小指固定其四指,用双拇指由总筋穴分别向两侧分推50～100次。

(8)分腹阴阳:患儿仰卧。医师以两拇指腹自剑突部沿肋弓向两侧分推50～100次。

(9)按弦走搓摩法:患儿两上肢抬起,医师两手五指并拢,由上而下自患儿两胁来回搓摩至肚角处,手掌要贴紧皮肤,如按弦状,搓摩50～100次。

(10)拿肚角:患儿仰卧,医师以拇、示、中三指,向肚角深处拿3～5次。

(11)天门入虎口法:医师以左手拇、中二指拿患儿拇指,示指托患儿指根,右手示、中二指兜持患儿示、中、环、小四指根部,使手指向上,掌心向外。以右手拇指桡侧面,自患儿的拇指尖沿尺侧缘赤白肉际侧推入虎口20～30次;然后,揉板门穴30～50次。

(12)推下七节骨:患儿俯卧,医师以拇指桡侧或示、中二指指腹、自L_4向尾骨尖推50～100次。

(三)虫痛

1.治法

温中行气,安蛔止痛。

2.取穴及手法

掐揉一窝风、揉外劳宫、推三关、摩腹、揉脐。

3.操作

(1)掐揉一窝风:医师一手托患儿手掌,使其掌背向上,以另一手拇指甲掐一窝风穴3～5次,以拇指或示端揉一窝风穴50～100次。

(2)揉外劳宫:医师一手托住患儿的手,使其掌心向下。以另一手拇指或中指端揉外劳宫穴200～300次。

(3)推三关:患儿左手臂伸直,掌心向内,医师以左手握住患儿腕关节尺侧,示指在下伸直,托住患儿前臂,右手示、中二指并拢或以拇指桡侧自大横纹桡侧阳池直推至曲池穴200～300次。

(4)摩腹:患儿仰卧,医师以全掌或示、中、环三指指面,以顺时针方向摩上腹部3～5分钟。

(5)揉脐:患儿仰卧,医师以掌根或示、中、环三指指面顺时针揉肚脐100～200次。

(四)虚寒腹痛

1.治法

温补脾肾,益气止痛。

2.取穴及手法

补脾经、补肾经、推三关、揉外劳宫、揉中脘、揉脐、按揉足三里、拿肚角。

3.操作

(1)推三关:患儿左手臂伸直,掌心向内,医师以左手握住患儿腕关节尺侧,示指在下伸直,托住患儿前臂,右手示、中二指并拢或以拇指桡侧自大横纹桡侧阳池直推至曲池穴 200～300 次。

(2)揉外劳宫:医师一手托住患儿之手,使其掌心向下,以另一手拇指或中指端揉外劳宫穴200～300 次。

(3)揉中脘:患儿仰卧,医师以拇指或中指端揉中脘穴 2～3 分钟

(4)揉脐:患儿仰卧,医师以掌根或示、中、环三指指面顺时针揉肚脐 100～200 次。

(5)揉足三里:患儿仰卧,医师以拇指揉足三里穴 2～3 分钟。

(6)拿肚角:患儿仰卧,医师以拇、示、中三指,向肚角深处拿 3～5 次。

第四节　夜　　啼

夜啼是指婴儿入夜则啼哭不安,或每夜定时啼哭,甚则通宵达旦,而白天如常的病证。民间俗称为"夜啼郎"。本病多见于小婴儿,一般预后良好。如长期夜啼失治,可影响小儿正常生长发育。

夜啼原因甚多,大致可分脾寒、心热、伤食、惊吓 4 类。此外,若因口疮、发热等疾病引起的夜啼,应积极治疗其主要病症。至于因尿布潮湿,或衣被过暖过寒,或因饥渴等引起者,找出原因及时处理后,啼哭可停止,不必治疗。

一、病因病机

(一)脾寒

由于孕妇素体怯弱,胎儿禀赋不足,虚怯则脏冷,或护理不当,沐浴受凉、睡眠时腹部中寒,导致寒邪犯脾。阴盛于夜,阴胜则脏冷愈盛,脾为阴中之至阴,喜温而恶寒,寒则运化不健,气机不利,绵绵腹痛而夜啼不止。

(二)心热

由于孕妇性素躁急,或喜食辛辣香燥之物,导致心热内蕴,胎儿在母腹中感受已偏,出生后蕴有胎热,热盛则心烦而多啼,夜寝不安。

(三)伤食

由于喂养不当,乳食积滞,导致脾胃功能失调,积滞郁结于胃肠不化,胃不和

则卧不安,故夜间时时啼哭。

(四)惊吓

小儿脏气娇嫩,神气怯弱,如遇非常之物,或闻特异声响等意外刺激,则心神不宁、神志不安而夜间时时啼哭。

二、诊断

(一)诊断要点

(1)入夜啼哭,不得安睡,甚则通宵不眠,连夜不止,少则数天,多则月余,白天如常。体格检查无异常。

(2)从小儿的年龄、啼哭的时间、精神状况、面色、舌、脉、腹部体征、体温及实验室检查等方面,排除因各种疾病引起的啼哭。

(二)临床表现

1.脾寒啼

面色白,手足欠温,蜷屈而啼,啼声无力,不欲吮乳,口中气冷,腹痛喜按喜暖,大便色青而溏,唇舌淡白,指纹淡红。

2.心热啼

面赤唇红,神烦啼哭,哭声洪亮有力,手腹俱热,吮乳时口中气热,大便秘结,小便短赤,舌尖红,指纹紫滞。

3.伤食啼

夜卧不安,时时啼哭,不欲吮乳,脘腹胀满,或有腹痛拒按,甚则呕吐酸腐,大便秘结或泻下秽臭,苔厚腻,脉滑,指纹滞。

4.惊吓啼

面色青,有恐惧啼哭之状,或睡眠中时作惊惕不安,猝然啼哭惊叫,指纹青色。

(三)辅助检查

实验室及其他各项检查多无异常指标。

三、鉴别诊断

小儿不会言语,啼哭是他的一种表达方式,可以通过听啼哭的声音和伴随症状鉴别因感冒、发热、咳嗽、出疹、腹泻、呕吐、肠套叠、中耳炎等病证引起的啼哭。

四、推拿治疗

夜啼的治疗原则以温脾、清心、镇惊安神为主。

(一)脾寒啼

1.治则

温中健脾,养心安神。

2.处方

推三关、揉外劳宫、补脾经、揉中脘、揉脐、揉小天心、揉百会。

3.方义

推三关、补脾经、揉中脘,以温中健脾;揉外劳宫、揉脐,以加强温中散寒,止腹痛作用;揉小天心、揉百会,以镇惊安神。

(二)心热啼

1.治则

导赤清心,安神。

2.处方

清心经、揉内劳宫、清天河水、掐五指节、捣小天心。

3.方义

清心经、揉内劳宫、清天河水,以清心散热,除烦;掐五指节、捣小天心,以镇惊安神。

4.加减

小便赤者,加清小肠;腹胀者,加运内八卦、摩腹。

(三)伤食啼

1.治则

消积导滞,和中安神。

2.处方

清补脾经、揉板门、清肝经、运八卦、分腹阴阳、揉中脘、推下七节骨。

3.方义

清肝经、清补脾经,以抑木扶土;运内八卦、分腹阴阳,以理气消积;揉中脘、推下七节骨,以导滞和中。综合方义,积滞得消,胃和则睡安。

(四)惊吓啼

1.治则

平肝,镇惊安神。

2.处方

清肝经、清心经、清补脾经、掐五指节、掐揉小天心、猿猴摘果、清天河水。

3.方义

清肝经、清心经、清补脾经、清天河水,以清心平肝;掐五指节、掐揉小天心、猿猴摘果,以镇惊安神。

五、注意事项

(1)推拿治疗夜啼疗效显著。

(2)加强新生儿护理,注意保暖,温度适宜;及时换尿布。

(3)保持环境安静,养成良好睡眠习惯。

(4)合理喂养,以满足生长发育需要为原则。

(5)乳母饮食不宜辛辣厚味和寒凉。

第五节 惊 风

惊风又称抽风、惊厥,以抽搐伴神昏、两目上视为主要临床特征。多见于6岁以下小儿,年龄越小,发病率越高,病情变化越迅速,是古代中医儿科"四大要证"之一。临床上分为急惊风和慢惊风两种,急惊风来势凶急,处理不当可使脑组织和局部机体缺血缺氧,遗留后遗症,严重的可引起窒息,发生呼吸和循环衰竭,因此治疗要及时、果断,必要时要积极抢救。

西医学认为,惊风是中枢神经系统功能紊乱或器质性异常的一种表现,发病原因很多,本节所述为因高热或中枢神经系统感染而引起的惊风。

一、病因病机

急惊风主要因感受风邪或温热疫毒,出现痰、热、惊、风4证,病位在心、肝两经,属实证、热证;慢惊风多由急惊或大病后等因素所致,病情复杂,多属虚证、寒证。

(一)急惊风

小儿体属纯阳,感受风邪,化热极速,风热化火,侵扰心、肝两经,易发一过性高热惊厥,热退后抽搐自止;感受温热疫毒,邪毒内闭,从热化火,炼津成痰,痰蒙心窍,引动肝风,故见神昏、抽搐;小儿神情怯弱,暴受惊恐或乳食积滞,积滞、痰热内壅,清窍蔽塞,气机逆乱,发为惊风。

(二)慢惊风

急惊延治,或久痢、久泻、久吐、大病后正气亏损,气血津液耗伤,筋脉失于滋养而致虚风内动。

西医学认为小儿中枢神经系统发育不完善,当产伤、高热或炎症刺激时,容易促使大脑皮质运动神经元异常放电,导致全身或局部肌肉暂时性的不随意收缩。

二、诊断

(一)诊断要点

(1)多见于6岁以下小儿。

(2)发病突然,变化迅猛。

(3)以肢体痉挛抽搐、两目上视、意识不清为特征。

(二)临床表现

1.急惊风

(1)高热惊风:急性热病或不明原因的高热致使邪热内闭,扰乱神明,引动肝风而发为惊风。患儿体温在39℃以上,初起神情紧张,烦躁不安,项背不适,继则壮热无汗,口渴欲饮,眼红颊赤,神昏谵语,颈项强直,四肢抽搐,牙关紧闭,两目上视,舌质红绛,苔黄,脉数,指纹青紫。

(2)暴受惊恐:暴受惊恐后,神情紧张,突然抽搐,惊惕不安,惊叫,面色乍青乍白,睡眠不安,或昏睡不醒,醒时啼哭,四肢厥冷,大便色青,舌苔薄白,脉细数,指纹青紫。

(3)乳食积滞:好发于饱食或过食之后,先见脘腹胀满,呕吐,腹痛,便秘,继而目瞪视呆,神昏抽搐,呼吸短促,苔黄腻,脉滑数。兼有痰湿者,喉中痰声辘辘,咳吐不利,呼吸急促,苔白腻等症。

2.慢惊风

起病缓慢,病程长。面色苍白,嗜睡无神,两手握拳,抽搐无力,时作时止,有的在沉睡中突发痉挛,形寒肢冷,纳呆,便溏,舌淡苔白,脉沉无力。

(三)辅助检查

(1)除血、尿、大便常规外,应有选择性地做血电解质测定、肝肾功能、血糖等化验,必要时做脑脊液检查。

(2)惊厥控制后,要有选择性地进行头颅X线、脑电图、CT、MRI等检查。

三、鉴别诊断

癫痫是一种由于脑功能异常所致的疾病,以突然昏仆,不省人事,口吐白沫,两目直视,四肢抽搐,发过即醒,醒后如常人为特征。多见于年长儿,一般不发热,有反复发作病史,发作时,先有猪、羊样叫声。脑电图检查可见棘波或尖波、棘慢或尖慢复合波、阵发性高幅慢波等癫痫波形。

四、推拿治疗

(一)急惊风

1.治疗原则

急则治其标,先以开窍镇惊,然后分别予以清热、导痰、消食以治其本。

2.处方

(1)开窍:掐人中、拿合谷、掐端正、掐老龙,掐十宣、掐威灵、拿肩井、拿仆参(以上穴位可选择应用)。

(2)止抽搐:拿合谷、拿曲池、拿肩井、拿百虫、拿承山、拿委中。

3.方义

掐人中、掐老龙、掐十宣等,以醒神开窍;拿合谷、拿委中、拿承山等,以止抽搐。

4.辨证加减

(1)肝风内动,角弓反张:拿风池、拿肩井、推天柱骨、推脊、按阳陵泉、拿承山。

(2)痰湿内阻:清肺经、推揉膻中、揉天突、揉中脘、搓摩胁肋、揉肺俞、揉丰隆。

(3)乳食积滞:补脾经、清大肠、揉板门、揉中脘、揉天枢、摩腹、按揉足三里、推下七节骨。

(4)邪热炽盛:清肝经、清心经、清肺经、退六腑、清天河水、推脊。

(二)慢惊风

1.治则

培补元气,息风止搐。急性发作时可按急惊风处理。

2.处方

补脾经、清肝经、补肾经、按揉百会、推三关、拿曲池、揉中脘、摩腹、按揉足三里、捏脊、拿委中。

3.方义

补脾经、补肾经、推三关、揉中脘、摩腹、按揉足三里、捏脊,以健脾和胃,培补元气;清肝经、按揉百会、拿曲池、拿委中,以平肝息风,止抽搐。

五、注意事项

(1)推拿治疗本病,着重醒神开窍解痉,同时要抓住危及生命的主要矛盾,积极查找病因,中西医结合对症治疗。

(2)在发作时,应使患儿侧卧,并用纱布包裹的压舌板放在上下牙齿之间,以免咬伤舌头。

(3)保持环境安静,避免患儿受不良刺激。

(4)对于发热患儿,尤其既往有惊厥病史者,要注意降温,以防体温过高,再次引发惊厥。

第六节 遗 尿

遗尿是指 3 周岁以上小儿在睡眠中小便自遗,醒后方觉的一种疾病。又称"尿床"。本病有原发和继发之分,临床以前者为多见。3 岁以下小儿,肾气未盛,脑髓未充,智力未全,排尿控制能力尚未健全;学龄期儿童因白天贪玩过度,精神疲劳,夜间熟睡,偶发尿床,这些都不属病态。

遗尿多自幼得病,也有在儿童期发生,可以为一时性,也有持续数月后消失,而后又反复者,有的可持续到性成熟时才消失。遗尿若长期不愈,会妨碍儿童的身心健康,影响智力及体格发育。

一、病因病机

尿液的生成、排泄与肺、脾、肾、三焦、膀胱有密切关系。其病因主要为肾气不足,肺脾气虚,肝经郁热。

(一)肾气不足

下元虚冷为遗尿的主要病因。肾为先天之本,主水,藏真阴元阳,开窍二阴,职司二便,与膀胱互为表里。肾气不足,不能温养膀胱,膀胱气化功能失调,闭藏失职,不能制约水道而成遗尿。

(二)肺脾气虚

肺主一身之气,为水之上源,有通调水道、下输膀胱功能;脾为后天之本,属中焦,主运化,喜燥恶湿而制水。肺脾功能正常,则水液得以正常输布排泄。素体虚弱,或久病肺脾俱虚,上虚不能制下,无权约束水道而成遗尿。

以上肺、脾、肾功能失健者,均属虚证。

(三)肝经郁热

肝主疏泄,调畅气机,通利三焦。若肝经郁热,郁而化火,或夹湿下注,疏泄失常,影响三焦水道正常通利,迫注膀胱,而成遗尿,其尿臭难闻,此属实证。

西医学认为,正常排尿机制在婴儿期由脊髓反射完成,以后建立脑干-大脑皮质控制。近年来,骶神经调节疗法(治疗原发性遗尿的物理疗法)取得重要进展。其治疗原理为增加膀胱骶神经至中枢上行传入通路信息、提高神经兴奋性、明显改善睡眠觉醒障碍、增加膀胱容量、抑制逼尿肌不稳定收缩造成的膀胱过度活动。临床研究认为,这是一种安全、有效的治疗方法。

西医学认为,原发性遗尿是大脑皮质及皮质下中枢功能失调所致,一般无器质性疾病,但有较明显的家族倾向。如突然受惊,过度疲劳,生活环境的骤变,不恰当的教育等均为导致遗尿的常见因素。继发性遗尿可因精神创伤、泌尿系统或全身性疾病引起。

二、诊断

(一)诊断要点

3岁以上小儿,睡眠中不经意尿床,轻则数夜一次,重则每夜1～2次或更多,且睡眠较深。年长儿童有害羞和紧张心理。

(二)临床表现

1.肾气不足

睡中经常遗尿,多则一夜数次,醒后方觉,面色无华,精神萎靡,记忆力减退,腰酸腿软,小便清长,舌淡苔少,脉细。

2.肺脾气虚

睡中遗尿,尿频量少,神疲乏力,面色萎黄,自汗消瘦,食少便溏,舌淡苔白,脉细弱。

3.肝经郁热

睡眠中遗尿,尿量不多,气味腥臊,小便色黄,平素性情急躁,面红唇赤,舌红苔黄,脉数。

(三)辅助检查

1.尿常规及尿培养

原发性遗尿一般无异常。继发性遗尿,根据病史,可检查尿常规、尿比重、尿糖等。

2.X 线检查

继发性遗尿,注意有无脊柱裂、尿道造影有无畸形或其他异常。

三、鉴别诊断

(一)糖尿病

因尿量增多,儿童患者常有遗尿,但多伴有多饮、消瘦、乏力等症状。通过检查尿糖可以确诊。

(二)尿崩症

本病在儿童也可表现为遗尿,但饮水量明显多于正常,且尿比重明显下降。做禁水加压素试验或禁水试验可以确诊。

(三)泌尿系统感染

常有尿频、尿急、尿痛等膀胱刺激症状,尿常规检查可证实。

(四)脊柱裂

脊柱 X 线片即可明确诊断。

(五)蛲虫感染

肛周瘙痒,夜间有虫体在肛周排卵。大便镜检虫卵可确诊。

四、推拿治疗

遗尿的治疗原则以固涩下元为主。虚者温补脾肾,肝经郁热者平肝清热。

(一)脾肺肾虚

1.治则

补益脾肺,温肾固涩。

2.处方

补脾经、补肺经、补肾经、推三关、揉外劳宫、按揉百会、揉丹田、按揉肾俞、擦腰骶部、按揉三阴交、灸关元、灸百会、揉小天心。

3.方义

推三关、揉丹田、补肾经、按揉肾俞、擦腰骶部以温补肾气;补肺经、补脾经,以补肺脾气虚;按揉百会、揉外劳宫以温阳升提;按揉三阴交以通调水道。

4.加减

食少便溏加揉板门、捏脊、揉足三里、补大肠。

(二)肝经郁热

1.治则

平肝清热。

2.处方

清肝经、清心经、分手阴阳、清小肠、捣小天心、推箕门、补肾经、揉二人上马、揉三阴交、揉涌泉。

3.方义

清肝经、清心经、清小肠,清心火以平肝;补肾经、揉二人上马、推箕门,以养阴清热;捣小天心,以清热镇惊安神。

4.加减

小便色黄,尿频加清补肾经。

五、注意事项

(1)注意对继发性遗尿相关疾病的诊断和综合治疗。

(2)建立良好的医患关系,鼓励患儿树立信心,消除焦虑情绪,战胜疾病。同时请家长配合,不要打骂和歧视小儿。

(3)夜间入睡后,家长要定时叫醒小儿起床排尿,建立合理的生活制度,养成按时排尿习惯。

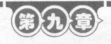

急性病证的推拿治疗

第一节 高 热

高热在临床上属于危重症范畴。正常体温常以肛温 36.5～37.5 ℃,腋温 36～37 ℃衡量。若腋温超过 37.4 ℃,且一天内体温波动超过 1 ℃,可认为发热。所谓低热,指腋温为 37.5～38.0 ℃,中度热为 38.1～39 ℃,高热为 39.1～40 ℃,超高热则为 41 ℃以上。

一、诊断要点

(一)症状

体温上升时出现恶寒、战栗、皮肤苍白并干燥无汗,体温可在几分钟、几小时、几天内达到高峰。临床表现为皮肤潮红、灼热、出汗、呼吸及心率加快等,并有眼结膜充血、口唇疱疹、头痛,甚至意识障碍。

(二)体征

体温 39 ℃以上,心率 100 次/分以上,呼吸 24 次/分以上,面色潮红,周身汗出或无汗。败血症伴有皮疹,皮肤黏膜出现血点;伤寒、副伤寒伴有表情淡漠,玫瑰疹,肝大、脾大。风湿热可伴有关节红肿、心律失常,少数患者可出现环形红斑或结节性红斑。

(三)实验室检查

(1)败血症:患者白细胞计数常在 15×10^9/L 以上,有核左移,出现中毒颗粒者应考虑为金黄色葡萄球菌败血症。

(2)结核病:白细胞计数正常或减少。淋巴细胞分类增加,应考虑浸润性肺结核,结合胸片及痰结核菌检查可确诊。

(3)伤寒、副伤寒:白细胞计数减少,贫血,血或骨髓涂片可找到疟原虫。

(4)细菌性或阿米巴性肝脓肿:白细胞计数明显增加,X线透视、超声波有助于诊断定位。

(5)尿路感染:尿常规检查可见白细胞。

(6)中枢神经系统感染:应及时做脑脊液检查及 CT 检查。

(7)风湿热患者血沉增快,黏蛋白增高,抗"O"增高,系统性红斑狼疮患者血沉加快,抗核抗体阳性,骨髓或血中有时可检出狼疮细胞。

二、辨证分型

(一)外感高热型

发病急,病程短,体温在 39 ℃以上,初起伴有恶风寒等外感证候。

(二)风热型

高热恶寒,咽干,头痛,咳嗽,舌红苔黄,脉浮数。

(三)肺热型

伴有咳嗽,痰黄而稠,咽干口渴等。

(四)热在气分型

高热汗出,烦渴引饮,舌红,脉洪数。

(五)热入营血型

高热夜甚,斑疹隐隐,吐血便血,舌绛心烦,甚则出现神昏谵语、抽搐。

三、推拿治疗

(一)治则

清热,泻火,退热。

(二)手法

一指禅推法、点法、滚法、揉法、分法等。

(三)取穴

以足太阳经、手阳明经、督脉腧穴为主,配合有关经脉腧穴,取大椎、大杼、肺俞、风池、中府、云门、尺泽、曲池、肩井、合谷、外关、太阳、印堂、迎香等穴。

(四)操作方法

(1)患者坐位,术者站于其前方,先用一指禅推法于前额印堂穴向上推至前发际,再推向太阳穴,再沿眉弓推回印堂,如此往返操作治疗2~3分钟,治疗重点以印堂、太阳、鱼际诸穴为主。继之用双手拇指分抹于前额部,重点以印堂、太阳、鱼际诸穴为主。继之用双手拇指分抹前额部,自印堂眉弓由中间向两侧向上逐次分推抹至前发际两侧头维、太阳,反复操作治疗2~3分钟,再用双手拇指按揉印堂、太阳、头维、神庭、迎香穴,反复操作治疗2~3分钟,均以酸胀感为佳。

(2)承上势,术者位于其背后,先用擦法于肩背部沿大肠经和肺经向指端方向往返操作治疗2~3分钟,其重点以曲池、尺泽、外关、鱼际诸穴为主,继之拿按风池,手法宜重,令其发汗。用双手示、中指按揉中府、云门穴各1分钟,再点按肩井、大椎、大杼、肺俞诸穴,反复治疗2~3分钟,均以酸胀感为度。

(3)承上势,术者施用擦法于肩背两侧及膀胱经,左右上下往返治疗3~5分钟,继用掌擦督脉、膀胱经,上下反复擦至皮肤色红、热透入里为度。然后用掌拍肩背脊柱部,反复拍打3~5遍。最后,拿揉风池,拿按肩井,搓揉肩背部,结束手法操作。

(五)随证加减

(1)无汗或自汗,四肢不温者,加揉按肺俞、脾俞、肾俞、足三里,艾灸气海穴。

(2)发热,出汗,痰黄,咽肿痛,口渴者,加点揉大椎,按揉肺俞、尺泽,拿按曲池。

(3)无汗怕冷,鼻塞流涕者,加按揉风门,擦大椎,摩中脘,艾灸合谷、神阙。

(六)注意事项

(1)内伤发热,或流行性感冒并发肺炎、脑炎、伤寒、副伤寒、败血症等出现高热不退,应及时转科诊治。

(2)嘱患者注意保暖,多饮开水,避免过劳或受寒凉。

(3)平时坚持锻炼身体,经常做头面部保健操及保健功法以增强体质。

四、自我保健推拿

患者取坐位,用示、中指指腹揉印堂,按揉太阳,抹前额,揉推迎香,按揉风池,拿按合谷,拿揉内关、外关,按揉中府、云门、尺泽,擦胸部,重按大椎、肺俞。每次操作时间约15分钟,每天早晚各1次。

第二节 休 克

休克是临床上较为常见的一个急症,系由各种致病因素引起有效循环血量下降,使全身各组织和重要器官灌注不足,从而导致一系列代谢紊乱、细胞受损及脏器功能障碍的全身性病理过程。其临床表现为面色苍白、四肢湿冷、肢端发粗、脉搏细速、尿量减少及神志迟钝、血压下降等。休克特征为微循环障碍,临床上各科均可遇到。不论其病因如何,导致休克根本因素为有效血容量锐减,最终使组织缺血、缺氧,细胞代谢异常,造成细胞死亡。

一、诊断要点

(1)有诱发休克的原因。

(2)有意识障碍。

(3)脉搏细速,超过 100 次/分或不能触知。

(4)四肢湿冷,胸骨部位皮肤指压阳性(压迫后再充盈时间超过 2 秒),皮肤花纹,黏膜苍白或发绀,尿量<30 mL/h 或尿闭。

(5)收缩压<10.7 kPa(80 mmHg)。

(6)脉压<2.7 kPa(20 mmHg)。

(7)原有高血压者,收缩压较原水平下降 30% 以上。

凡符合上述第(1)项以及第(2)、(3)、(4)项中的两项和第(5)、(6)、(7)项中的一项者,可诊断为休克。

(8)实验室检查:细菌感染,特别是化脓性感染时,白细胞总数和中性粒细胞计数增高,而病毒、立克次氏体、疟原虫及某些细菌感染时,白细胞总数正常或减少。动脉血乳酸含量增高,血中乳酸脱氢酶含量增高表明组织破坏严重。若一度升高而后逐渐下降,表明缺氧和坏死得到改善。休克患者可能伴有低钠、低氯、高钾血症。

二、辨证分型

(一)热厥型

身热头痛,口干舌燥,烦渴,大便燥结,脉沉滑数,舌红苔黄燥等,与革兰氏阳性菌所致脓毒性休克相符。

(二)寒厥型

以肢体厥冷,出冷汗,唇甲青紫,精神萎靡,舌淡苔滑,脉沉微细欲绝为主要特点,是一种阴寒内盛、阳气衰败的全身虚寒性急危重症。

(三)气脱型

精神萎靡,面色苍白,胸闷气短,汗出黏或汗出湿冷,舌淡红,脉细数无力,与心源性休克相符。为卫气不固、正气外脱、气阴伤耗之证。

(四)血脱型

多与失血性休克相符,表现口渴,心悸,面色苍白,四肢厥冷,舌质淡,脉细数。

三、推拿治疗

(一)治则

急则治其标,缓则治其本。以醒脑开窍,回阳救逆为法,缓则培元固本,补益气血。

(二)手法

按揉法、一指禅推法、掐法、拿法、点法等。

(三)取穴

素髎、内关,配以人中、中冲、涌泉、百会、神阙、关元等。

(四)操作方法

(1)患者仰卧位,术者位于其右侧,先施用掐法、点按法于素髎、人中、内关、合谷、涌泉诸穴,以升阳救逆;症状稍有缓解时,施用一指禅推法。揉按百会、神阙、关元、涌泉,掐揉中冲(或十宣)以醒脑开窍。

(2)承上势,隔天再以按揉法、一指禅推法于上述各穴位,并加用拿揉肩井、肩髎、肩贞、曲池、少海、手三里。点按太冲、足三里诸穴,以平肝潜阳,降逆宽胸,补中益气。操作治疗时间 20 分钟左右。

(五)注意事项

(1)休克是一种严重病症,术者必须密切观察病情变化。

(2)患者应平卧,不用枕头,宽衣解带,并注意保暖和安静。待血压稳定后,必须搬动时,动作要轻缓。

(3)经推拿治疗效果不显著者,可配服独参汤或建议其他方法治疗。

第三节　昏　厥

昏厥是一种突发性、短暂性、一过性的意识丧失而致昏倒的症状,系因一时性,广泛性脑缺血、缺氧引起,并在短时间内自然恢复。昏厥的产生可由于心排血量明显减少,或心脏瞬时停搏,大循环中周围血管阻力下降,或由于局部脑供血不足所致。当人体站立时,心排血量停止 1～2 秒,就会有头昏无力感,3～4 秒可发生意识丧失。

一、诊断要点

(一)症状

突然昏厥,不省人事,面色㿠白,四肢厥冷。昏厥前常有诱因,如疼痛、情绪不佳、恐惧、焦虑、疲劳、闷热、突然转颈、低头等。昏厥前常有前驱症状,如出汗、恶心、上腹不适,头晕、耳鸣、眼花、气促、胸痛、四肢发麻等。

(二)体征

(1)面色异常,如显著苍白多见于反射性昏厥;面色潮红见于某些脑性昏厥;发绀见于原发性肺动脉高压,哭泣昏厥等。

(2)呼吸异常多见于心脏机械性阻塞或脑性昏厥。

(3)血压异常下降见于直立性低血压性昏厥,血压明显升高见于高血压脑病、妊娠高血压综合征等。

(4)心脏停搏或心动过缓可见于颈动脉性昏厥、吞咽性昏厥、排尿性昏厥。

(三)实验室检查

实验室检查对昏厥患者诊断帮助较大,一般先做常规检查。尿常规尿糖和酮体阳性可能为糖尿病。尿蛋白大量并伴有红细胞、白细胞、管型者,应考虑尿毒症的可能。血常规白细胞计数增高者,应考虑感染、炎症、脱水及其他应激情况。血红蛋白阳性,应考虑内出血、贫血。同时,还应注意脑脊液检查、呕吐物检查,必要时再做血液生化检查。

(四)X 线、CT 特殊检查

X 线检查有助于寻找隐匿病因,如头颅 X 线片可发现颅骨骨折,胸部 X 线片可发现肺部肿瘤或炎症,腹部 X 线片可发现梗阻征象等。

CT 检查对颅内、胸腔、腹腔内病变都有较高的诊断价值,在昏迷原因较难确定时,应考虑做 CT 检查,特别是头颅 CT 检查,对鉴别诊断帮助较大。

二、辨证分型

(一)气厥

1.实证

由于情志刺激而诱发突然昏仆,不省人事,呼吸气粗,口噤握拳,四肢厥冷,舌苔薄白,脉沉有力或沉弦。

2.虚证

眩晕昏仆,面色苍白,气息低微,冷汗淋漓,四肢厥冷,舌淡,脉沉细微。

(二)血厥

1.实证

猝然昏倒,不省人事,牙关紧闭,面红目赤,口唇紫黑,舌红或紫黯,脉弦。

2.虚证

突然昏厥,唇、面色苍白,口张自汗,肢冷,气息微弱,目陷无光,舌淡,脉细无力或芤。

(三)暑厥

猝然昏倒,气喘不语,冷汗不止,面色潮红或苍白,口渴尿少,舌红而干,脉洪数或虚数而大。

(四)痰厥

突然晕仆,不省人事,喉间痰声辘辘作响或吐涎沫,呼吸气粗,四肢厥冷,苔白腻,脉弦滑。

(五)食厥

暴饮过食突然昏厥,胸闷气窒,脘腹胀满疼痛,舌苔黄腻,脉滑。

三、推拿治疗

(一)治则

开窍醒神,理气降逆。

(二)手法

掐法、按法、揉法、点法、推法、拿法、拍法等。

（三）取穴

人中、攒竹、百会、印堂、太阳、膻中、心俞、膈俞、内关、足三里等。

（四）操作方法

（1）患者仰卧位，头颈稍垫高，解开衣襟，若喉中有痰者，先用吸痰器吸痰，或将头偏向一侧，进行口对口吸痰。术者位于右侧，用拇指掐人中、攒竹两穴，先掐后揉治疗2～3分钟。继用按揉百会、印堂穴1～2分钟，再从印堂推抹至太阳、角孙穴反复操作治疗2～3分钟。

（2）承上势，术者先用双手拇指与示、中、无名指重拿肩井穴3～5次。用掌揉膻中穴，用四指端点揉期门、章门诸穴2～3分钟。继用双手分推两侧心俞、膈俞、肝俞诸穴，反复操作2～3分钟，以酸胀感为度。继用指掌分推法于背脊部自大椎穴分推至两侧胁肋部，往返操作5～7遍。最后用掌拍法于脊背部重拍督脉、膀胱经，反复操作1～2分钟。

（五）注意事项

（1）昏厥重症，出现循环衰竭、脱水昏迷等严重病情时，不宜手法治疗，应及时转诊其他科治疗处理。

（2）患者苏醒后，应积极寻找病因，进行治疗。

（3）嘱患者避免情志刺激、暴饮、暴食、暑热劳作等各种诱发因素。

第四节　抽　　搐

抽搐是不随意运动表现，是神经-肌肉疾病的病理现象，表现为横纹肌的不随意收缩。中医认为引起抽搐的病因病机主要有热毒内盛，风阳扰动，风毒窜络，阴血亏损等方面。常见于脑系疾病、传染病、中毒、头颅内伤、厥病、子痫、产后痉病、小儿惊风、破伤风、狂犬病等病中。

一、诊断要点

（一）症状

突然发病，项背强直，口噤不开，四肢和躯干出现肌肉抽搐，甚则角弓反张，不省人事，或手指蠕动。可伴有发热或畏寒、头痛、呕吐、心悸、二便失禁等。瘛症性抽搐,在发作前多有精神刺激,出现全身僵直,牙关紧闭,双手紧握,或为不规则四肢挥舞,夹以啼哭,叫喊,发作时间一般偏长,数分钟至数小时,偶尔更长。

(二)体征

(1)患者肌张力增高,呈强直性或痉挛性肌肉收缩,可有意识障碍。

(2)体温可异常升高,血压亦可异常,可有心肺体征或神经系统体征,以及其他方面体征。

(3)癔症性抽搐患者无异常体征,肌张力变化不定。

(三)X 线、CT 特殊检查

如考虑为大脑功能障碍性抽搐,脑缺血、脑梗死、脑肿瘤、脑外伤应做心电图、经颅多普勒超声、CT、X 射线脑血管造影等检查。

(四)实验室检查

可按需要做血常规、尿常规,血糖、血电解质测定,肝功能、肾功能测定,脑脊液检查,血气分析,寄生虫抗原皮内试验等。

二、辨证分型

(一)邪壅经络型

发热恶寒,头痛,项背强直甚或口噤不开,四肢搐搦,或筋脉拘急,胸脘痞闷,渴不欲饮,苔白腻,脉浮紧。

(二)风痰闭神型

突然昏仆,肢体抽搐或瘫痪,喉中痰鸣,口吐涎沫,苔白腻,脉弦滑。

(三)热郁阳明型

壮热胸闷,口噤龄齿,项背强直,四肢抽搐甚至角弓反张,口渴喜冷饮,躁扰神昏,腹胀便秘,苔黄腻,脉弦数。

(四)热盛动风型

壮热汗出口渴,躁扰不宁,甚则神昏,四肢抽搐,颈项强直,两目上视,面赤,舌质红绛,苔黄,脉数。

(五)热动营血型

身热夜甚,神昏,口噤抽搐,项背强直,角弓反张,或身见斑疹,舌红绛,苔黄燥,脉弦数或细数。

(六)肝阳化风型

头痛眩晕,项强不舒,肢体麻木,震颤或抽搐,急躁易怒,或见昏迷,口苦,面红目赤,舌红,苔黄,脉弦细。

(七)阴虚动风型

头痛眩晕,腰酸耳鸣,心烦失眠,肢体麻木、震颤甚或抽搐,小便短黄,大便干结,舌红,少苔,脉数。

(八)风毒入络型

四肢抽搐,牙关紧闭,舌强口噤,或肌肉震颤,或苦笑面容,或半身不遂,或口眼㖞斜,头痛眩晕,舌红,苔腻,脉弦。

(九)火毒入络型

四肢抽搐无力,肌肉瞤动,肢体发麻,食少,腹胀,便溏,神疲乏力,肢凉,眩晕,体瘦,面色萎黄,舌淡,苔薄白,脉缓弱。

三、推拿治疗

(一)治则

急则治其标,缓则治其本,以开窍、醒脑、解痉、止搐为法。

(二)手法

掐法、点法、拿法、按法、揉法等。

(三)取穴

以督脉为主,取人中、印堂、百会、大椎、筋缩、合谷、太冲、后溪、涌泉等穴。

(四)操作手法

(1)患者仰卧位,术者位于其一侧,先用拇指指端掐人中、十宣,先掐后揉反复操作 3～5 次,继之重按揉印堂、百会、大椎、筋缩、合谷、太冲、后溪,施用点按法于两侧阳陵泉、太冲、涌泉诸穴,反复操作 3～5 分钟,均要有明显酸胀感。

(2)承上势,术者用拿揉法于两上肢曲池、内关、合谷、手三里诸穴反复操作治疗 3～5 分钟,再拿按委中、承山、昆仑诸穴,反复操作治疗 2～3 分钟,最后用双手掌搓揉上、下肢,反复操作 2～3 遍。

(五)注意事项

(1)治疗应针对原发病因处理,在急症期应用推拿治疗,同时应配合其他必要的综合抢救措施。

(2)治疗时,必须注意患者平卧,头偏向一侧,保持呼吸道通畅,并将患者下颌托起,防止舌后坠阻塞。

(3)要解开患者领口、衣扣,放松裤带,以减轻呼吸道阻力,应注意大小便护理。

四、自我保健推拿

取坐位,用示、中指按揉印堂、百会、大椎、合谷、太冲、阳陵泉各1分钟,拿曲池、委中、承山穴,搓擦涌泉,时间15分钟,每天1次,两侧交替进行。

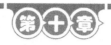

常见病证的传统康复治疗

第一节 脑 卒 中

脑卒中是脑中风的学名,是一种突然起病的脑血液循环障碍性疾病,又叫脑血管意外。其中缺血性脑卒中又称为脑梗死,包括脑血栓形成、脑栓塞和腔隙性脑梗死等。出血性脑卒中包括脑出血和蛛网膜下腔出血。

由于脑损害的部位、范围和性质不同,脑卒中发病后的表现不尽相同,多见一侧上下肢瘫痪无力,肌肤不仁,口眼㖞斜,时流口水,面色萎黄,舌强语謇。久之,则肢体逐渐痉挛僵硬,拘急不张,甚则肢体出现失用性强直、挛缩,进而导致肢体畸形和功能丧失等。可分为运动功能障碍、感觉功能障碍、语言功能障碍、认知障碍、心理障碍以及各种并发症,其中运动功能障碍以偏瘫最为常见。

传统医学认为,本病的发生,主要因素在于患者平素气血亏虚,心、肝、肾三脏阴阳失调,兼之忧思恼怒,或饮酒饱食,或房事劳累,或外邪侵袭等因素,以致气血运行受阻,经脉痹阻,失于濡养;或阴亏于下,肝阳暴亢,阳化风动,血随气逆,夹痰夹火,横窜经络,蒙闭清窍而致猝然仆倒,半身不遂。

传统康复疗法主要以针灸、推拿、中药和传统运动疗法等为手段,从而减轻结构功能缺损(残损)程度,在促进患者的整体康复方面发挥重要作用。

一、康复评定

(一)现代康复评定方法

1.整体评定内容

(1)全身状态的评定:患者的全身状态、年龄、并发症、主要脏器的功能状态和既往史等。

（2）功能状态的评定：意识、智能、言语障碍、神经损害程度及肢体伤残程度等。

（3）心理状态的评定：抑郁症、焦虑状态和患者个性等。

（4）患者本身素质及所处环境条件的评定：患者爱好、职业、所受教育、经济条件、家庭环境、患者与家属的关系等。

（5）其他：对其丧失功能的自然恢复情况进行预测。

2.具体康复评定

脑卒中康复评定是脑卒中康复的重要内容和前提，它对康复治疗日标和康复治疗效果起着决定作用，且有利于评估其预后。原则上，在脑卒中早期就应进行评定，之后应定期评定。康复评定涉及的内容包括脑损害严重程度、脑卒中的功能障碍、语言功能、认知障碍、感觉、心理、步态分析、日常生活活动能力等。

(二)传统康复辨证

1.病因病机

中医认为本病的发生多因肝肾阴虚。肝阳偏亢，肝风内动为其根本，当风阳暴涨之际，夹气、血、痰、火，上升于巅，闭塞清窍，以致猝然昏迷，横窜经络，气血瘀阻，形成脑卒中。

2.辨证分型

临床上常将本病分为中脏腑与中经络两大类。中脏腑者，病位较深，病情较重，主要表现为神志不清，半身不遂，并且常有先兆及后遗症状出现。中经络者，病位较浅，病情较轻，一般无神志改变，仅表现为口眼㖞斜，言语不利，半身不遂。具体证型如下。

（1）风痰入络：肌肤不仁，手足麻木，突然发生口眼㖞斜，言语不利，口角流涎，舌强语謇，甚则半身不遂，或兼见手足拘挛，关节酸痛等症，舌苔薄白，脉浮数。

（2）阴虚风动：平素头晕耳鸣，腰酸，突然发生口眼㖞斜，言语不利，甚或半身不遂，舌红苔腻，脉弦细数。

（3）气虚血瘀：半身不遂，肢软无力，或见肢体麻木，患侧手足水肿，语言謇涩，口眼㖞斜，面色萎黄，或黯淡无华，舌色淡紫，瘀斑瘀点，苔白，脉细涩无力。

（4）风阳上扰：平素头晕头痛，耳鸣目眩，突然发生口眼㖞斜，舌强语謇，或手足重滞，甚则半身不遂等症，舌红苔黄，脉弦。

二、康复策略

(一)目标

脑卒中康复目标是采用一切有效的措施预防脑卒中后可能发生的残疾和并发症(如压疮、泌尿道感染、深静脉血栓形成等),改善受损的功能(如运动、语言、感觉、认知等),提高患者的日常活动能力和适应社会生活的能力。

(二)治疗原则

(1)只要患者神志清楚,生命体征平稳,病情不再发展,48小时后即可进行康复治疗。

(2)康复治疗注意循序渐进,需脑卒中患者的主动参与及家属的配合,并与日常生活和健康教育相结合。

(3)采用综合康复治疗,包括物理因子治疗、运动治疗、作业治疗、言语治疗、心理治疗、传统康复治疗和康复工程等。

(4)康复与治疗并进:脑卒中的特点是障碍与疾病共存,故康复应与治疗同时进行,并给予全面的监护与治疗。

(5)重建正常运动模式:在急性期,康复运动主要是抑制异常的原始反射活动(如良好姿位摆放等),重建正常运动模式;其次才是加强肌力的训练。脑卒中康复是一个改变"质"的训练,旨在建立患者的主动运动,保护患者,防止并发症的发生。

(6)重视心理因素:严密观察脑卒中患者有无抑郁、焦虑情绪,它们会严重影响康复治疗的进行和效果。

(7)预防复发,即做好二级预防工作,控制危险因素。

(8)根据患者功能障碍的具体情况,采取合理的药物治疗和必要的手术治疗。

(9)坚持不懈,康复是一个持续的过程,重视社区及家庭康复。

偏瘫恢复的不同阶段治疗方法不同。弛缓性瘫痪时以提高患侧肌张力、促进随意运动产生为主要治疗原则;痉挛时要注意降低肌张力,而在本阶段不恰当的针刺治疗易引起肌张力增高,故应特别注意。

三、康复治疗方法

脑卒中的传统康复疗法包括针灸、推拿、中药内服、中药熏洗和气功疗法等,既可单独使用,也可联合应用。多种康复疗法的综合应用,可以优势互补、提高疗效。药物与针灸结合是最常用的康复疗法,体针和头针结合也得到了普遍认可。推拿疗法在改善痉挛状态方面有独特的优势。在康复过程中应特别重视针灸对肌张力的影响。传统康复技术与现代康复技术的配合应用,可提高脑卒中康复治疗的有效率。

(一)推拿治疗

以舒筋通络、行气活血为原则,病程长者须辅以补益气血、扶正固本。重点选取手、足阳明经脉及腧穴。推拿对于抑制痉挛、缓解疼痛、防止关节挛缩、促进随意运动恢复都有良好作用。

在偏瘫的不同阶段,应采用不同的推拿手法。如在偏瘫弛缓期,多采用兴奋性手法提高患肢肌张力,促使随意运动恢复。可在肢体上进行擦、揉、捏、拿、搓、点、拍等手法。痉挛期,则多采用抑制性手法控制痉挛,一般用较缓和的手法,如揉、摩、捏、拿、擦、擦手法,治疗时间宜长,使痉挛肌群松弛。但不恰当的手法可能会增强肌张力,进一步限制肢体功能的恢复,须特别注意。操作方法如下。

(1)患者取俯卧位(若不能俯卧或较久俯卧者可改为侧卧位,患侧在上),医师立于患侧。从肩部起施以掌根按揉法,自肩后、上背,经竖脊肌而下至腰骶部,上下往返多次按压背腰部肌肉。在按压背俞穴基础上,重点按压膈俞、肝俞、三焦俞、肾俞等及督脉大椎、筋缩、腰阳关等穴,约5分钟。

(2)继以上体位,在患侧臀部施掌根按揉法和按压环跳、八髎等穴相结合,并配合做髋关节内、外旋转的被动运动。按压承扶、殷门、委中、承山诸穴;掌根按揉股后、腘窝、小腿后屈肌群;重点是拿、捻跟腱并配合踝关节背伸的被动运动,总共5~6分钟。

(3)患者仰卧位,医师立于患侧。先掌根按揉三角肌,指揉肩三穴,拿三角肌、肱二头肌、肱三头肌,以肱三头肌为主,并配合肩关节外展、外旋、内旋、内收、前屈等被动运动。继而指揉曲池、手三里,拿前臂桡侧肌群和前臂尺侧肌群,配合肘关节屈伸的被动运动;再指揉外关、阳池,拿合谷,按揉大、小鱼际肌,指揉掌侧骨间肌和背侧骨间肌,配合腕关节屈伸、尺偏、桡偏的被动运动;捻、摇诸掌指、指间关节,总共5分钟。

(4)继以上体位,先在股前、外、内三侧分别施掌根按揉法,按压髀关、伏兔、风市、血海诸穴,拿股四头肌,拿股后肌群,拿股内收肌群,并配合髋关节屈伸和环转的被动运动。以掌根按揉股骨,指揉内外膝眼、阳陵泉、足三里、绝骨、太溪、昆仑诸穴,拿小腿腓肠肌,配合膝关节屈伸的被动运动。再指揉解溪、涌泉及诸骨间肌,抹、捻诸足趾,并配合踝关节及诸足趾的摇法,总共5~6分钟。

(5)继以上体位,抹前额,扫散两侧颞部,按揉百会、四神聪,拿风池结束治疗。

(二)针灸治疗

以疏通经络、调畅气血、醒脑开窍为原则,可选用体针或头皮针法。

1.体针法

(1)对中风脑出血闭证,以取督脉、十二井穴为主,用毫针泻法及三棱针点刺井穴出血。口眼㖞斜者,初起单取患侧,久病取双侧,先针后灸,选地仓、颊车、合谷、内庭、承泣、阳白、攒竹等穴。半身不遂者初病可单刺患侧,久病则刺灸双侧,初病宜泻,久病宜补,选肩髃、曲池、合谷、外关、环跳、阳陵泉、足三里。

(2)阳闭痰热盛者选穴:水沟、十二井、风池、劳宫、太冲、丰隆。十二井穴点刺放血,其他穴针用泻法,不留针。

(3)阴闭痰涎壅盛者选穴:丰隆、内关、三阴交、水沟,针用泻法,每天1次,留针10分钟。

(4)中风,并发高热、血压较高者选穴:十宣、大椎、曲池。十宣点刺放血,其他穴针用泻法,每天1次,不留针。

(5)血压较高者选穴:曲池、三阴交、太冲、风池、足三里、百会,针用泻法,每天1次,留针10~20分钟。

(6)言语不利选穴:哑门、廉泉、通里、照海,强刺激,每天1次,不留针。

(7)口眼㖞斜者选穴:翳风、地仓、颊车、合谷、牵正、攒竹、太冲、颧髎,强刺激,每天1次,留针20~30分钟。

2.头皮针法

选择焦氏头针,按临床体征选瘫痪对侧的刺激区。运动功能障碍选运动区,感觉功能障碍选感觉区,下肢感觉运动功能障碍选用足运感区,肌张力障碍选舞蹈震颤控制区,运动性失语选言语一区,命名性失语选言语二区,感觉性失语选言语三区,完全性失语选言语一至三区,失用症选运用区,小脑性平衡障碍选平衡区。

操作方法:消毒,针与头皮呈30°斜刺,快速刺入头皮下推进至帽状腱膜下层,待指下感到不松不紧而有吸针感时,可行持续快速捻转2~3分钟,留针30分钟或数小时,期间捻转2~3次。行针及留针时嘱患者活动患侧肢体(重症患者可做被动运动)有助于提高疗效。急性期每天1次,10次为1个疗程,恢复期和后遗症期每天或隔天1次,5~7次为1个疗程,中间休息5~7天再进行下一疗程。

不管是体针还是头针治疗,均可加用电针以提高疗效,但须注意选择电针参数。一般弛缓期可选断续波,电流刺激后可见肌肉出现规律性收缩为度。痉挛期选密波,电流强度以患者耐受且肢体有细微颤动为度。通电时间为面部 10~20 分钟,其他部位以 20~30 分钟为宜。灸法、皮肤针法、拔罐疗法等也可用于偏瘫治疗,但临床上应用相对较少。

(三)传统运动疗法

中风先兆或症状较轻者,可选择练习八段锦、易筋经、五禽戏等功法。通过躯体活动促进气血的运行,调畅气机,舒缓病后抑郁情绪。运动量可根据各人具体情况而定,一般每次练习 20~30 分钟,每天 1~2 次,30 天为 1 个疗程。

(四)其他传统康复疗法

其他传统康复疗法包括中药疗法、刮痧疗法等。

1.中药疗法

中药疗法包括中药内服、中药外治和中医养生保健等方法。

(1)中药内服:络脉空虚,风邪入中,选用大秦艽汤加减;肝肾阴虚,风阳上扰,选用镇肝熄风汤加减;气虚血瘀,脉络瘀阻,可选补阳还五汤加减;肝阳上亢,痰火阻络,选用天麻钩藤饮加减;邪壅经络,选用羌活胜湿汤加减;痰火阻络,选用涤痰汤加减;肝风内动,选用四物汤合芍药甘草汤加减;气血两虚,选用八珍汤加减。风痰阻络,选用解语汤;也可选用大活络丸、人参再造丸、消栓再造丸、华佗再造丸、脑络通胶囊和银杏叶片等中成药。

(2)中药外治。①中药熏洗经验方:制川乌、制草乌、麻黄、桂枝、海桐皮各 15 g,泽兰、伸筋草、艾叶、透骨草、牛膝、鸡血藤、千年健各 30 g、大黄粉(后下)20 g,生姜 60 g,芒硝 90 g,肉桂 6 g。使用方法:将上方加水 3 000 mL 煎成 500 mL药液兑入浴缸中进行药浴,或放入熏蒸床局部熏蒸,水温应保持在 42 ℃左右。②中药热敷法:取"温经散寒洗剂"(每 1 000 mL 药液中含千年健、川芎、红花、当归、桂枝各 100 g,乳香、没药、苏木各 60 g)适量,用清水稀释 3 倍后,放入毛巾煮沸。待湿毛巾温度下降到 41~43 ℃时,将其敷于患侧肢体,外包裹塑料薄膜保温,10 分钟后更换 1 次毛巾(治疗后配合被动运动疗效更佳)。每天 1 次,20 次为 1 个疗程。

(3)中医养生保健。①药补:可选服一些有助降压、降脂及提高机体免疫功能的中药和中成药,如山楂、枸杞子、冬虫夏草等。中成药有杞菊地黄丸、六味地黄丸、华佗再造丸等。②食补:新鲜蔬菜、水果、豆制品、萝卜、海带及含丰富蛋白质的鸡、鸭、鱼类等。③生活起居:注意劳逸结合,起居要有规律,要保证有效的休息和充足的睡眠,保持心情舒畅,情绪稳定,要顺应气候变化,注意冷暖变化而随时更衣。

2.刮痧疗法

患者取坐位或侧卧位。治疗师以中等力度刮头部整个区域,即从前发际刮至后发际,从中间至两侧,5～10分钟;项背部、上肢部、下肢部涂上刮痧介质,项背部刮风池至肩井穴区域,上肢部刮肩髃、曲池、手三里、外关至合谷穴,下肢部刮环跳至阳陵泉、足三里、解溪、太冲穴,刮痧力度适中,刮至局部潮红为度。每天刮治1次,20次为1个疗程。

四、注意事项

(1)推拿操作时力量应由轻到重,强度过大或时间过长的手法有加重肌肉萎缩的危险。在弛缓性瘫痪期,做肩关节活动时,活动幅度不宜过大,手法应柔和,以免发生肩关节半脱位。对于肌张力高的肢体切忌强拉硬扳,以免引起损伤、骨折或骨化性肌炎。

(2)针刺治疗包括电针时,应注意观察患者肌张力的变化。如果发现肌痉挛加重,应调整治疗方法或停止针刺。对于体质瘦弱者,针刺手法不宜过强。针刺眼区、项部的风府等穴及脊柱部的腧穴,要掌握一定的角度,不宜大幅度的提插、捻转和长时间留针,以免伤及重要组织器官;胸胁腰背部腧穴,不宜深刺、直刺。电针时电流调节应逐渐从小到大,不可突然增强,以免造成弯针、折针、晕针等情况。应避免电针电流回路经过心脏。安装心脏起搏器者禁用电针。

(3)灸法操作时应防止因感觉功能障碍而造成皮肤的烧烫伤。

第二节 面 神 经 炎

面神经炎又称特发性面神经麻痹或 Bell 麻痹,多由病毒感染、面部受凉、神经源性病变、物理性损伤或中毒等引起一侧或者双侧耳后乳突孔内急性非化脓性面神经炎。受损的面神经为周围性,故在此以"周围性面神经麻痹"作为重点介绍。本病以口眼㖞斜为主要特点,常在睡眠醒来时发现一侧面部肌肉板滞、麻木、瘫痪,额纹消失,眼裂变大,露睛流泪,鼻唇沟变浅,口角下垂歪向健侧,病侧不能皱眉、蹙额、闭目、露齿、鼓颊。部分患者初起时有耳后疼痛,还可出现患侧舌前 2/3 味觉减退或消失,听觉过敏等症。病程迁延日久,可因瘫痪肌肉出现挛缩,口角反牵向患侧,甚则出现面肌痉挛,形成"倒错"现象。发病急骤,以一侧面部发病为多,双侧面部发病少见。无明显季节性,多见于冬季和夏季,好发于 20~40 岁青壮年,男性居多。

本病属中医学之"口僻""面瘫""吊线风""口眼㖞斜""歪嘴风"等病证范畴。中医认为,"邪之所凑,其气必虚"。本病多由脉络空虚,风寒侵袭,以致经气阻滞,气血不和,瘀滞经脉,导致经络失于濡养,肌肉纵缓不收而发作。

颅内炎症、肿瘤、血管病变、外伤等多种病变累及面神经所致的继发性面神经麻痹与前者不同,不是本节讨论的对象。

一、康复评定

(一)现代康复评定

1.病史
起病急,常有受凉吹风史,或有病毒感染史。

2.表现
一侧面部表情肌突然瘫痪、患侧额纹消失,眼裂不能闭合,鼻唇沟变浅,口角下垂,鼓腮,吹口哨时漏气,食物易滞留于患侧齿颊间,可伴患侧舌前 2/3 味觉丧失,听觉过敏,多泪等。

3.损害部位
耳后乳突孔以上影响鼓索支时,则有舌前 2/3 味觉障碍;若镫骨肌支以上部位受累时,除味觉障碍外,还可出现同侧听觉过敏;损害在膝状神经,可有乳突部疼痛,外耳道和耳郭部的感觉障碍或出现疱疹;损害在膝状神经节以上,可有泪液、唾液减少。

4.脑 CT、MRI 检查
脑 CT、MRI 检查均正常。

5.实验室检查
急性感染性(风湿、骨膜炎等)面神经麻痹者可有:①外周血白细胞及中性粒细胞计数升高;②血沉增快;③大多数患者脑脊液检查正常,极少数患者脑脊液的淋巴细胞和单核细胞计数增多。

6.电生理检查
肌电图可显示受损的面肌运动单位对神经刺激的反应,测知面神经麻痹程度及有无失神经反应,对确定治疗方针和判定预后及可能恢复的能力很有价值。通常可进行动态观察,在发病 2 周左右,应列为常规检查。神经传导速度是判断面神经受损最有意义的指标,它对病情的严重程度、部位以及鉴别神经轴索与脱髓鞘病变,均有很大帮助。此外,电变性检查对判定面神经麻痹恢复时间更为客观,发病早期,即病后 5~7 天,采用面神经传导检查,对完全性面瘫的患者进行预后判定,患侧诱发的肌电动作电位 M 波波幅为健侧的 30% 或以上时,则 2 个月内可望恢复;若为 10%~30%,常需 2~8 个月恢复,并有可能出现合并症;若仅为 10% 或以下,则需 6~12 个月才能恢复,甚至更长时间,部分患者可能终生难以恢复,并多伴有面肌痉挛及联带运动等后遗症。病后 3 个月左右测定面神经传导速度有助于判断面神经是暂时性传导障碍,还是永久性的失神经支配。

7.功能障碍评定

面神经炎患侧功能障碍和面肌肌力的康复评定(表 10-1 和表 10-2)。

表 10-1　功能障碍分级

分级	肌力表现
0	相当于正常肌力的 0%,嘱患者用力使面部表情肌收缩,但检查者看不到表情肌收缩,用手触表情肌也无肌紧张感
1	相当于正常肌力的 10%,让患者主动运动(如皱眉、闭眼、示齿等动作),仅见患者肌肉微动
2	相当于正常肌力的 25%,面部表情肌做各种运动虽有困难,但主动运动表情肌有少许动作
3	相当于正常肌力的 50%,面部表情肌能做自主运动,但比健侧差,如皱眉比健侧眉纹少或抬额时额纹比健侧少
4	相当于正常肌力的 75%,面部表情肌能做自主运动,皱眉、闭眼等基本与健侧一致
5	相当于正常肌力的 100%,面部表情肌各种运动与健侧一致

表 10-2　肌力分级

分级	功能障碍情况
I	正常
II	轻度功能障碍,仔细检查才发现患侧轻度无力,并可察觉到轻微的联合运动
III	轻、中度功能障碍,面部两侧有明显差别,患侧额运动轻微运动,用力可闭眼,但两侧明显不对称
IV	中、重度功能障碍,患侧明显肌无力,双侧不对称,额运动轻微受限,用力也不能完全闭眼,用力时口角有不对称运动

分级	功能障碍情况
V	重度功能障碍,静息时出现口角㖞斜,面部两侧不对称,患侧鼻唇沟变浅或消失,额无运动,不能闭眼(或最大用力时只有轻微的眼睑运动),口角只有轻微的运动
VI	全瘫,面部两侧不对称,患侧明显肌张力消失,不对称,不运动,无联带运动或患侧面部痉挛

(二)传统康复辨证

1.病因病机

中医对本病多从"内虚邪中"立论,认为"经络空虚,风邪入中,痰浊瘀血痹阻经络,以致经气运行失常,气血不和,经筋失于濡养,纵缓不收而发病"。

2.辨证

(1)风寒侵袭:见于发病初期,面部有受凉史。症见口眼㖞斜,伴头痛、鼻塞、面肌发紧,舌淡,苔薄白,脉浮紧。

(2)风热入侵:见于发病初期,多继发于感冒发热,症见口眼㖞斜,伴头痛、面热,面肌松弛,耳后疼痛,舌红,苔薄黄,脉浮数。

(3)气血不足:多见于恢复期或病程较长的患者。症见口眼㖞斜,日久不愈,肢体困倦无力,面色淡白,头晕等,舌淡,苔薄白,脉细无力。

二、康复治疗

面神经炎的中医治疗方法日趋多样化,有针灸、推拿、中药内服、外敷、皮肤针、电针、刺络拔罐、穴位注射、割治、埋线等。在临床中应注意诊断,及早治疗,充分发挥中医各种治法的优势,标本兼顾,内外治疗,并中西医结合,各取所长,以达到提高疗效、缩短病程、降低费用的良好效果。

(一)一般治疗

(1)治疗期间,可在局部用热毛巾热敷,每次10分钟,每天2次。

(2)眼睑闭合不全者,每天点眼药水2~3次,以防感染。

(3)患者应避免风寒侵袭,戴眼罩、口罩防护。

(4)患者宜自行按摩瘫痪的面肌,并适当地进行功能锻炼。

(5)治疗期间,忌长时间看电视、电脑,以防用眼过度,导致眼睛疲劳,影响疗效。

(二)针灸治疗

1.毫针法

治则:活血通络,疏调经筋。

处方:以面颊局部和手足阳明经腧穴为主。

主穴:阳白、四白、颧髎、攒竹、颊车、地仓、合谷(双)、翳风(双)。

随证配穴:风寒证加风池祛风散寒,风热证加曲池疏风泻热,鼻唇沟平坦加迎香,人中沟歪斜加人中、口禾髎,颏唇沟歪斜加承浆,味觉消失、舌麻加廉泉,乳突部疼痛加风池、外关,恢复期加足三里补益气血、濡养经筋。

2.电针法

取地仓、颊车、阳白、瞳子髎、太阳、合谷(双)等穴,接通电针仪,以断续波刺激 10～20 分钟,强度以患者面部肌肉微微跳动且能耐受为度。每天 1 次。适用于恢复期(病程已有 2 周以上)的治疗。

3.温针法

取地仓、颊车、阳白、四白、太阳、下关、牵正、合谷(双)等穴,将剪断的艾条(每段 1～1.5 cm)插到针柄上,使艾条距离皮肤 2～3 cm,将艾条点燃,持续温灸 10～20 分钟,注意在艾条与皮肤之间放置一小卡片(4 cm×5 cm),防止烧伤皮肤,温度以患者有温热感且能耐受为度。每天 1 次。

操作要求。①初期:亦称"急性期",为开始发病的第 1～7 天,此期症状有加重趋势,此乃风邪初入,脉络空虚,正邪交争,治以祛风通络为主。此期宜浅刺,轻手法,不宜使用电针法过强刺激。②中期:亦称"平静期",为发病第 7～14 天,此期症状逐渐稳定,乃外邪入里,络阻导致气血瘀滞,故治当活血通络。此期宜用中度刺激手法,可用电针法、温针法等强刺激手法。毫针法处方、随证配穴、操作等具体方法见上。其中电针法、温针法、穴位敷贴、穴位注射、皮肤针、耳针法等均可酌情选用。③后期:又称"恢复期",为发病 16 天至 6 个月,此期症状逐渐恢复,以调理气血为主。此期浅刺多穴多捻转有助促进面部微循环,营养面神经及局部组织,同时激活神经递质冲动,利于松肌解痉,恢复面肌正常运动,类似"补法",有别于初期浅刺泄邪之"泻法"。若辅以辨证配穴,补气益血、祛风豁痰,则更显相得益彰。毫针法处方、随证配穴、操作等具体方法见上。可酌情选用电针法、温针法、穴位敷贴、穴位注射、皮肤针、耳针法等。④联动期和痉挛期:发病 6 个月以上(面肌联带运动出现以后),此期培补肝肾、活血化瘀、舒筋养肌、息风止痉。采用循经取穴配用面部局部三线法取穴针灸治疗。在电针法、温针法、穴位敷贴、穴位注射、皮肤针、耳针法无效下可选择手术治疗。

(三)推拿治疗

1.治则

疏通经络,活血化瘀。

2.取穴及部位

印堂、风池、阳白、太阳、四白、睛明、迎香、地仓、颧髎、颊车、下关、听宫、承浆、合谷、翳风。

3.主要手法

一指禅推法、按揉法、抹法、揉法、擦法、拿法。

4.操作方法

以患侧颜面部为主,健侧做辅助治疗。首先患者取仰卧位,医者用一指禅推法自患者印堂穴开始,经阳白、太阳、四白、睛明、迎香、地仓、颧髎、下关至颊车,往返5~6遍。用双手拇指抹法自印堂穴交替向上抹至神庭穴,自印堂穴向左右抹至两侧太阳穴,自印堂穴向左右抹上下眼眶,自睛明穴向两侧颧骨抹向耳前听宫穴,自迎香穴沿两侧颧骨抹向耳前听宫穴,治疗约6分钟。指按揉牵正、承浆、翳风,每穴约1分钟。用大鱼际揉面部前额及颊部3分钟左右。在患侧颜面部向眼方向用擦法治疗,以透热为度。然后患者取坐位,用拿法拿风池、合谷穴各1分钟。

(四)中药治疗

根据中医辨证论治施以相应汤药,辅助针灸治疗,针药结合。

治则:祛风通络,化痰开窍。

方药:牵正散加减。白附子6 g、僵蚕20 g、全蝎8 g、蜈蚣2条、法半夏12 g、地龙15 g。

随证加减:风寒侵袭者,加防风6 g、羌活12 g、荆芥10 g、苏叶6 g;风热入侵者,加银花15 g、板蓝根15 g、菊花12 g、泽泻12 g;气血不足者,加黄芪15 g、党参15 g、当归10 g、天麻15 g。

用法:水煎,每天一剂,分两次服。忌辛辣、生冷食物。

(五)其他传统疗法

1.拔罐疗法

适应于风寒侵袭证各期患者。选取患侧的阳白、下关、巨髎、颧髎、地仓、颊车等穴位。采用闪火法,于每穴位区域将火罐交替吸附及拔下约1秒,反复持续5分钟左右,以患侧面部穴位处皮肤潮红为度。每天闪罐1次,每周治疗3~5次,疗程视病情而定。根据病情,亦可辨证选取面部以外的穴位,配合刺络拔罐治疗。

2.穴位敷贴

选地仓、颊车、阳白、颧髎、太阳等穴。将马钱子锉成粉末 1~2 分,然后贴于穴位处,5~7 天换药 1 次;或用蓖麻仁捣烂加麝香少许,取绿豆粒大一团,敷贴穴位上,每隔 3~5 天更换 1 次;或用白附子研细末,加冰片少许做面饼,敷贴穴位,敷药后面部即有紧抽、牵拉、发热的感觉,一般持续 2~4 小时,以痊愈为度。恢复期可取嫩桑枝 30 g,槐枝 60 g,艾叶、花椒各 15 g,煎汤频洗面部,先洗患侧,后洗健侧。

3.穴位注射

用维生素 B_1、维生素 B_{12}、胞磷胆碱、辅酶 Q 等注射液注射翳风、牵正等穴,每穴 0.5~1 mL,每天或隔天 1 次,以上穴位可交替使用。

4.皮肤针

用皮肤针叩刺阳白、太阳、四白、牵正等穴,以局部潮红为度。每天 1 次。适用于发病初期,或面部有板滞感觉等面瘫后遗症。

5.耳针法

取神门、交感(下脚端)、内分泌、口、眼、面颊区、下屏尖(肾上腺)等穴,毫针刺法,留针 20~30 分钟,每天 1 次,适用于面瘫的各期。

三、注意事项

(1)多食新鲜蔬菜、粗粮、黄豆制品、大枣、瘦肉等。

(2)平时面瘫患者需要减少光源刺激,如电脑、电视、紫外线等。

(3)需要多做功能性锻炼,如抬眉、鼓气、双眼紧闭、张大嘴等。

(4)每天需要坚持穴位按摩。

(5)睡觉之前用热水泡脚,有条件的话,做些足底按摩。

(6)面瘫患者在服药期间,忌辛辣刺激食物。如白酒、大蒜、海鲜、浓茶、麻辣火锅等。

(7)用热毛巾敷脸,每晚 3~4 次,勿用冷水洗脸,遇到寒冷天气时,需要注意头部保暖。

(8)应注意保持良好心情。心理因素是引发面神经麻痹的重要因素之一。面神经麻痹发生前,有相当一部分患者存在身体疲劳、睡眠不足、精神紧张及身体不适等情况。所以保持良好的心情,就必须保证充足的睡眠,并适当进行体育运动,增强机体免疫力。

(9)要注意面神经麻痹只是一种症状或体征,必须仔细寻找病因,如果能找出病因并及时进行处理,如重症肌无力、结节病、肿瘤或颞骨岩部炎,可以改变原发病及面瘫的进程。面神经麻痹也可能是一些危及生命的神经科疾患的早期症状,如脊髓灰质炎或吉兰-巴雷综合征,如能早期诊断,可以挽救生命。

第三节 颈 椎 病

颈椎病属于中医学"痹证""痿证""头痛""眩晕""项强""颈筋急"及"颈肩痛"等范畴。本病多因气血亏虚、肝肾不足兼夹外伤、劳损及感受风寒湿邪等因素而致病。病机本质离不开本虚标实,本虚为肝肾气血不足,标实有风寒湿邪阻滞、瘀痰交阻等。

一、辨证纲目

(一)太阳经输不利

证候:颈项、肩臂部疼痛僵硬,转头不利,颈肌发僵或拘挛。或有上肢放射痛,双手无力,全身发紧,麻木等;或有肩胛背部痛,俯仰不能;或伴头晕,偏头痛等。舌淡红,苔多薄白或白腻,脉浮紧。

辨析。①辨证:本证多为颈椎病早期表现,以肩项部太阳经脉不利表现为主,外邪入袭,经脉不利,所过之处发僵发痛,影响到这些病位所过之经脉,故亦可出现手足其他阳经的表现;脉浮紧主表邪,主痛。②病机:营卫不和,太阳经输不利,腠理失疏,颈项强痛。

(二)气滞血瘀

证候:头、颈、肩背及肢体疼痛、麻木,以刺痛为主,指端麻木,指甲无泽,颈项背处肌肉轻度萎缩发硬。伴头晕、眼花、健忘、失眠、胸闷胸痛等,舌质紫黯,或有瘀斑,脉象细弦而涩。

辨析。①辨证:经脉不畅,气血瘀滞,不通则痛,故发头颈臂部疼痛;周身肌肉皮肤失去气血濡养,故发麻木、痿僵;气机不畅则胸闷胸痛,耳目失养则头晕、眼花、健忘;舌脉表现均为气滞血瘀之象。②病机:气滞血瘀,不通则痛,周身失荣,肌肉肢体痿弱。

(三)痹证

证候:头颈、肩背部疼痛,四肢可有放射痛,痛有定处,喜热恶寒。颈部明显僵硬感,后项部可有条索状硬物,上肢手指麻木无力,纳呆,周身困痛,舌质淡黯胖大,脉沉迟。

辨析。①辨证:风寒湿邪侵袭,寒邪尤甚,内着于经络关节及筋膜,经脉闭阻,气血凝结不散,不通则痛;得热气血稍通,故喜热恶寒;局部组织失去濡养,则有条索状硬物形成,血凝有形,故痛有定处;邪气闭阻周身,则周身困痛;舌淡胖大而黯,主虚而有寒,脉沉迟主寒而气血不畅。②病机:邪气闭阻,内着不散,寒凝血瘀,僵麻疼痛。

(四)痰瘀交阻

证候:头眩昏冒如囊,耳目不聪,心悸,恶心呕吐,咽部梗塞不利,胸闷。肢体困重而痛,乏力麻木、厥冷,或肿胀,严重者神昏,猝倒。舌黯苔浊,脉涩滞不畅或结代。

辨析。①辨证:痰瘀交阻,气血不能上荣头面,则头眩昏冒,耳目不聪;瘀阻于胸则心悸胸闷;痰瘀阻于胃,胃气上逆,则恶心呕吐;痰阻于咽则咽部不适;痰瘀交杂,阻滞清阳,阴阳不相维系,故厥逆猝倒,舌脉之表现乃瘀之邪郁阻之外候。②病机:痰瘀交阻,气机逆乱,清窍失养,昏蒙厥逆。

(五)肝肾亏虚

证候:头晕,目视昏花,耳鸣失听,头部空痛,失眠多梦、健忘。四肢痿弱,抬举无力,动作牵强、拘挛,头摇身颤,步履蹒跚,甚至瘫痪。或见二便失控,或见肌肉瘦削。舌体瘦,少苔,脉细涩。

辨析。①辨证:肝肾亏虚,筋骨失养,耳目失濡,脑海失充,则可见以上五官清窍之病变;肝肾阴亏化风则见周身内风症状。脑海肌肉失去精血等互化的滋养而衰变,故二便失控、瘫痪等,舌脉之征象主肝肾精血不足。②病机:肝肾亏虚,精血不足,肝风内动,神灵失用。

二、康复治疗方法

本病的治疗,首当注意标本。颈椎病为中老年人常见病,而中老年人都具有肝肾气血亏耗的基础,因此不论外伤或感邪等病因,亏虚的一面总是存在的。故在治疗中均应兼顾肝肾气血的不足,或寓补于攻,或寓攻于补,从证而择之。

(一)辨证选方

1.太阳经输不利

治疗:调和营卫,解肌活络。

方药:桂枝加葛根汤(《伤寒论》)合羌活胜湿汤(《内外伤辨惑论》)加减。桂枝9 g,白芍12 g,甘草5 g,蔓荆子15 g,葛根15 g,木瓜10 g,防风9 g,威灵仙10 g,生姜6 g,川芎6 g。上肢患痛加桑枝、姜黄;疼痛剧烈者加细辛、白芷;头晕头痛者加菊花、赤芍。

2.气滞血瘀

治法:行气活血,疏经通络。

方药:化瘀通痹汤(《林如高正骨经验》)加减。青皮9 g,川芎9 g,赤芍12 g,红花10 g,路路通12 g,鸡血藤15 g,透骨草12 g,桂枝9 g,穿山甲15 g,狗脊12 g。面部麻木者加白芥子、全蝎、蜈蚣;疼痛难忍者加白芷、白芍、制川乌;有板硬感者加葛根、钩藤、两面针;手指麻刺者加鬼针草、络石藤、蜈蚣。

3.痹证

治法:蠲痹止痛,活络舒筋。

方药:蠲痹汤(《百一选方》)加减。姜黄9 g,羌活9 g,当归12 g,赤芍15 g,制川乌10 g,生麻黄6 g,僵蚕9 g,地龙干15 g,威灵仙15 g,伸筋草12 g,宽筋藤15 g,乳香10 g。有条索状物者加青皮、三棱、莪术;顽麻者加蜈蚣、土鳖虫;痛剧者加白芷、鬼针草、制马钱子。

4.痰瘀交阻

治法:活血化痰,通窍利耳目。

方药:活血祛痰汤(《中医伤科学》)加减。田七粉3 g(冲服),骨碎补15 g,乳香10 g,煮半夏10 g,狗脊15 g,泽泻15 g,旋覆花12 g(布包),胆星5 g,青皮9 g,石菖蒲12 g,茯苓12 g,蔓荆子10 g,琥珀粉5 g(冲服),磁石30 g。胸闷心悸者加枳壳、郁金、薤白;呕吐者加生姜、竹茹、橘红;厥逆、猝倒者加服苏合香丸(《太平惠民和剂局方》)。

5.肝肾亏虚

治法:滋补肝肾,通督壮筋骨。

方药:左归丸(《景岳全书》)合阳和汤(《外科证治全生集》)。熟地黄15 g,白芥子10 g,肉桂3 g(冲服),鹿角胶10 g(烊化冲服),龟甲15 g,骨碎补10 g,肉苁蓉10 g,锁阳10 g,枸杞子10 g,山茱萸15 g,川牛膝15 g,淫羊藿15 g,狗脊15 g。肌肉萎缩者加炙黄芪、怀山药、当归、鸡血藤;手足顽痹者加蜈蚣、白芥子、五加皮。

(二)推拿疗法

颈椎病临床表现复杂多样,通过推拿按摩手法治疗,可以达到宣通气血、温经通络、纠正错位、松解粘连、协调脏腑阴阳、通利关节、宣痹止痛等目的,从而缓解症状,预防复发,促进康复。本疗法方式众多,以下介绍常用两种。

1.患者取坐位,放松肩背

施术者先用滚法放松患者肩及上背肌肉,拿捏项肌,捏两侧胸锁乳突肌、斜方肌,同时使头部做前屈后伸活动数遍。接着施术者点按经穴:风池、风府、大椎、肩中俞、天宗、噫嘻、印堂、太阳、缺盆、阿是穴等。再接着做提阳旋转法:一手托下颌,一手托后枕部,向上用力牵引,轻轻向左右、上下旋转,持续3~5分钟。最后揉搓肩背:用鱼际肌推揉肩胛提肌、斜方肌、菱形肌,理筋顺络。

2.患者取坐位,医者立其背后

(1)拿肩井,点揉肩中俞。

(2)搓揉颈肌:双手搓揉两侧颈肌、前斜角肌、斜方肌等,反复10~20次,痛点处适当加重力量。

(3)颈椎旋转法:一手托下颌,一手托后枕部,头前倾15°~20°,徐徐用力上提,然后使头向一侧旋转,当到极限时,患者稍用力继续使头向该侧倾,可听到"咔嗒"响声,再做另侧旋转。

(4)点揉经穴:缺盆、合谷、天宗、风池、风府等。

(5)击打项背:用双手掌侧由上往下,再由下往上顺序拍击项肩背部,反复3~5遍。

(6)牵抖上肢:患者坐正,放松上肢,医者以一定频率抖动上肢3~5遍。

注意:手法治疗过程中患者如出现不适,应停止,让患者休息。按摩疗法一般须持续数次,方可显效。另外,对于有明显脊髓压迫者,椎体后缘骨刺过长明显突向椎管者,颈部有结核、肿瘤等患者,一般禁行此疗法。

(三)针灸疗法

1.针刺疗法

取穴:绝骨、后溪、大椎、风府、天柱。颈型加风门、外关、落枕;神经根型加列缺、合谷、陶道、曲泽、阳溪;交感型加百会、内关、养老、足三里、三阴交;椎动脉型加太渊、气海、血海、至阴、至阳、肾俞;脊髓型加通里、肾俞、夹脊、委中、孔最。

留针20~30分钟,2周1个疗程。可加用电针或温火针。

2.灸法

取穴天柱、风池、肩井、大椎、大杼,每次3~5壮,每天1次。

3.耳穴疗法

取穴颈椎、枕、肝、肾、内分泌、脾、神门或局部反应点、夹脊等。用油菜籽或王不留行籽,每次取 5～7 穴,双耳交替,5 天一换。

(四)拔罐疗法

1.空气罐

一般用酒精棉球行闪火法吸引于颈项肩背部留罐,亦可行闪罐或针罐、走罐,至局部皮肤起红晕或轻度瘀斑为止。

2.药罐疗法

取艾叶 10 g,川椒 10 g,麻黄 10 g,透骨草 15 g,乳香 12 g,威灵仙 15 g,羌活 10 g,防风 9 g。布包煎煮,将竹罐放入煮开的药水中,1～3 分钟后取出,迅速抽取于项背处。每次可拔 5～7 个,反复 2～3 次。

(五)外敷疗法

(1)取生川乌、生草乌、南星、山奈、红花、白芷、乳香、没药、当归等,加米醋适量,加热外敷颈项部,每天 3 次,每次半小时。

(2)伸筋草、透骨草、荆芥、防风、防己、附子、千年健、威灵仙、桂枝、路路通、秦艽、羌活、独活、麻黄、红花各 30 g。研粗末,装入布袋内,每袋重 150 g,加水煎煮 30 分钟,稍凉后热敷项背部,1 天 1 次。

(3)骨刺膏:青风藤、海风藤、羌活、独活、藤黄、木瓜、麻黄、当归、川芎、生川乌、生草乌、地龙、土鳖虫、补骨脂、杜仲、牛膝等研末,调凡士林,外敷项背部,5～7 天一换。

(六)热熨疗法

取麻黄、川椒、桂枝、透骨草、红花、干姜、艾绒、羌活、乳香、石菖蒲各等分,醋水各半浓煎,再加坎离砂拌匀,用时置布袋中,加醋少许,数分钟发热后,熨烫项背部。

(七)药枕疗法

取防风、艾叶、伸筋草、透骨草、菊花、白芷、羌活、赤芍、藁本、乳香、丹参、骨碎补各等量,研粗末,做成一高约 12 cm,长 13 cm 的药枕,枕于项后 $C_{4\sim6}$ 处,每天用 6～8 小时。

(八)颈椎操疗法

1.与项争力

双手十指交叉抱于后枕部,头用力后仰,双手同时给头一定的阻力,重复 15～20 次。

2.回头望月

双腿与肩同宽,膝微屈,左手置头后,右手置背后,弯腰 45°左右旋转,头随之向后上方如望月状,左右反复 6～8 次。

3.伸颈拔背

双腿与肩同宽,双手叉腰,头顶部向上伸,如顶球状,每次持续 3～5 秒,重复 20～30 次。

4.前伸探海

双手叉腰,头颈前伸并向左、右下方转动,双目亦俯视前下方,持续 2～3 秒,重复 10～15 次。

三、中西医结合治疗思路与方案

中西医结合治疗颈椎病是目前临床首选方法,许多患者经过中医内治外疗配合西医对症治疗而获痊愈或缓解,少数患者经过西医手术配合中药辨证内治及功能锻炼亦获康复。其具体的治疗思路与方案如下。

(一)建立中医辨证与西医分型相结合的诊治体系

西医目前将颈椎病分为 6 型,其分型原则是病理基础及发病机制。中医的辨证分型则按临床证候,不同医家有不同分型,最基本是以上 5 型。若能以西医病理分型为纲,配以中医辨证分型,在西医每型下再分列中医不同证型,使病理机制与临床证候更紧密结合,既丰富了诊断系统,也有助于临床治疗。

(二)丰富中西医结合非手术治疗方式

目前,中西医结合综合性非手术治疗本病的方式一般采取牵引疗法配合推拿按摩;中药内服外用配合理疗封闭;理疗配合推拿按摩;中医辨证疗法配合牵引等,治疗方式尚不多。许多治疗方式有待于进一步开发。如小针刀疗法,就可以在西医解剖学的基础上结合中医经络腧穴理论,建立起一套在西医病理基础上又符合中医经络腧穴理论的治疗方式,简化手术治疗的方法。又如可以根据患者的疗效反应,建立起各类型患者不同的治疗方案,使治疗更具针对性。此外,还可以大量吸收民间疗法如泥疗、药棒疗法等,以及现代物理疗法如激光、超声波、X 光下闭合性手术等治疗方法,丰富中西医结合的治疗内涵。

(三)普及颈椎病中西医基础知识,指导患者家庭自疗

颈椎病发病率高,且很多患者治疗后又会复发,加重了临床负担。因此,很有必要在临床工作中向患者讲解本病的基本知识,让患者了解本病发生的中西

医方面的机制,积极配合治疗。同时,积极指导患者开展简易的家庭自疗,如牵引、自我按摩,颈椎操锻炼等,以加速康复、防止复发。更重要的是,在普及本病基础知识过程中,让患者认识到本病的发病因素,在日常生活工作中自觉纠正不良习惯,降低颈椎病的发病率或延迟本病的发生。

第四节　腰　　痛

腰痛是指以腰部疼痛为主要症状的一种病症,可出现于腰部一侧或两侧,或可累及臀部和下肢。腰痛一病,历代中医文献均有大量记载,对腰痛的病因病机、临床表现及康复均做了较为详细的论述。

一、康复治疗

(一)推拿康复法

推拿康复法对腰痛的治疗康复具有疗效高、无不良反应、易为患者接受的特点。临床若以被动推拿和自我推拿相结合,其效更佳。

1.被动推拿康复法

基本方法:以健肾强腰为原则,每天或隔天1次,10次或15次为1个疗程。选用㨰腰背手法,以督脉和膀胱经为主,配合腰骶部及下肢关节被动运动;一指禅推肾俞;掌擦命门。

随证加减:寒湿腰痛者,加小鱼际擦背部督脉及两侧膀胱经,三指击肾俞、大肠俞。湿热腰痛者,加拍腰背部,小鱼际擦八髎,一指禅推阴陵泉、三阴交,推下三阴。肾虚腰痛者,加摩肾俞、志室;掌擦命门;三指摩关元、气海。瘀血腰痛者,加弹拨肾俞至大肠俞,膀胱经之大筋及阿是穴,斜扳腰椎;若有下肢牵扯痛者,加直腿抬高扳法;若腰椎呈平腰改变者,加腰椎后伸扳法;若棘突有偏歪且偏歪之棘突两侧有明显压痛者,加腰椎旋转扳法;若为腰椎间盘突出症者,加俯卧腰椎牵引法,配以抖法,或背法,或垫枕位俯卧双掌叠按法;若为梨状肌综合征,加梨状肌投影点弹拨。

2.自我推拿康复法

腰痛自我推拿康复以补肾壮腰、化湿行滞为原则,每天1次或2次,晨起或寝前施行,1个月为1个疗程。具体方法为立势或坐势拇指揉肾俞、转腰,掌擦两侧腰骶部;坐位,推下三阳,推上三阴,擦涌泉,仰卧位摩下腹。

(二)针灸康复法

1.体针疗法

体针取肾俞、气海俞、大肠俞、阿是穴。肾虚者,加命门、太溪、气海、关元、三阴交穴;瘀血腰痛者,加天柱、养老、膈俞、委中穴;寒湿腰痛者,加风府、腰阳关穴;湿热腰痛者,加大椎、阴陵泉、三阴交穴;下肢牵扯痛者,加次髎、秩边、环跳、委中、承山、阳陵泉、绝骨穴。根据证候虚实,酌用毫针补泻,或平补平泻,或针灸并用。每次选用5~6穴。每天或隔天1次,15次或10次为1个疗程。

2.刺络拔罐疗法

选择压痛部和委中及腰骶部,用皮肤针重叩出血,加拔火罐,使之出血10 mL左右。本法适用于寒湿腰痛、湿热腰痛及瘀血腰痛者。

3.水针疗法

水针取阿是穴、$L_{2\sim4}$夹脊、秩边穴。选择10%葡萄糖注射液5~10 mL加维生素 B_1 注射液100 mg,或用复方当归注射液,或红花注射液,或威灵仙注射液等均5~10 mL,按毫针多向刺的方法分别将药液注入穴位处肌层。

4.耳针疗法

耳针分实证、虚证取穴。实证取腰椎、神门穴,虚证加肾俞穴。手法为中强度刺激后留针,或用药子穴位埋贴,隔天1次,10次1个疗程。术中配合腰部自主活动。

(三)药物内服康复法

1.寒湿腰痛

祛寒除湿、温经通络。方用甘姜苓术汤(干姜、甘草、茯苓、白术)加桂枝、牛膝、杜仲、桑寄生。

2.湿热腰痛

清热利湿,舒筋止痛,方选加味二妙散(黄柏、苍术、牛膝、槟榔、木瓜、泽泻、乌药、归尾、黑豆、生姜)。

3.肾精亏虚

补肾健腰。偏阳虚者,选右归丸(熟地黄、山药、枸杞子、鹿角胶、菟丝子、杜仲、山茱萸、当归、肉桂、附子)为主方。偏阴虚者,以左归丸(熟地黄、山药、山茱萸、枸杞子、菟丝子、鹿角胶、龟板胶、牛膝)为主方。

4.瘀血阻滞

活血化瘀,理气止痛,方遵《医学衷中参西录》之活络效灵丹(当归、丹参、乳香、没药)加牛膝、独活、威灵仙、续断、杜仲。

(四)药物外治康复法

药物熏洗、湿热敷、药物敷贴等法均可应用,尤效于寒湿、瘀血腰痛。

(五)气功和体疗康复法

可选用强壮功、松静功、内养功等气功锻炼,形神兼治。体疗以腰部功法为主,如风摆荷叶、仆步伏虎、双手攀足等,以恢复腰部功能。

二、养生康复

养生康复期的康复目的在于防止复发,摄生延年,使身心康复,重返社会。常用康复法,兼用治疗康复的自我推拿康复法、气功体疗康复法。此外,尚可选用以下两种方法。

(1)自然物理康复法:可酌情选用温泉浴、热泥疗、蜡疗等康复疗法。

(2)摄生养身康复法:在养生康复期,当谨防闪挫外伤,生活起居体位应正确,忌长时间屈背劳动,并当适当节制房事。

参 考 文 献

[1] 王艳君,王鹏琴,龚利.针灸推拿康复学[M].北京:中国中医药出版社,2020.

[2] 吕明.针灸推拿学[M].北京:中国医药科技出版社,2019.

[3] 杜革术.新编针灸推拿与康复[M].长春:吉林科学技术出版社,2019.

[4] 李瑛;彭德忠,赵凌.针灸推拿实训教程[M].北京:中国中医药出版社,2020.

[5] 彭静,张琪.针灸推拿实训指导[M].北京:中国协和医科大学出版社,2019.

[6] 臧志伟.现代针灸与推拿[M].长春:吉林科学技术出版社,2019.

[7] 许桂青.临床针灸与推拿实践[M].哈尔滨:黑龙江科学技术出版社,2020.

[8] 聂兆伟.中医临床诊治与针灸推拿[M].长春:吉林大学出版社,2019.

[9] 陈秋明.临床疾病针灸治疗精要[M].郑州:郑州大学出版社,2020.

[10] 孙绍峰.中医针灸推拿治疗学[M].长春:吉林科学技术出版社,2019.

[11] 李慧梅.传统中医针灸推拿与康复[M].天津:天津科学技术出版社,2020.

[12] 何光.现代针灸推拿技术与临床[M].上海:上海交通大学出版社,2019.

[13] 徐晓丽.精编针灸推拿治疗学[M].长春:吉林科学技术出版社,2019.

[14] 乔巧.现代临床针灸推拿精要[M].长春:吉林科学技术出版社,2020.

[15] 高雁鸿.当代针灸推拿临床实践技术[M].北京:科学技术文献出版社,2019.

[16] 韩乐鹏.针灸推拿学现代研究进展[M].长春:吉林科学技术出版社,2019.

[17] 童光东.新编中医特色专科诊疗学[M].天津:天津科学技术出版社,2020.

[18] 郭长青.针灸推拿人体体表解剖全真图解[M].北京:人民卫生出版社,2019.

[19] 薛正海.针灸推拿学基础与临床应用[M].南昌:江西科学技术出版社,2020.

[20] 李鸿江.推拿按摩手法图表解[M].北京:中国中医药出版社,2019.

[21] 高俊雄.中医针灸入门[M].北京:中医古籍出版社,2019.

[22] 李平华,孟祥俊.黄帝内经刺皮疗法[M].北京:中医古籍出版社,2020.

[23] 牛琦云.临床疾病针灸特色疗法[M].长春:吉林科学技术出版社,2019.

[24] 曹伟.现代针灸推拿与康复治疗学[M].哈尔滨:黑龙江科学技术出版社,2020.

[25] 沈潜,戴晓晖.常见病小儿推拿[M].青岛:青岛出版社,2019.

[26] 王华兰.推拿技能实训教程[M].郑州:河南科学技术出版社,2020.

[27] 李金虎.推拿手法与临证施治撷要[M].长春:吉林科学技术出版社,2019.

[28] 李西亮.现代针灸与推拿临床治疗学[M].哈尔滨:黑龙江科学技术出版社,2020.

[29] 于志远.中医推拿按摩入门[M].北京:中医古籍出版社,2019.

[30] 姚笑,周奕琼.张素芳小儿推拿学术经验集[M].北京:中国中医药出版社,2020.

[31] 张立剑,杨金生.中医针灸[M].北京:中国中医药出版社,2019.

[32] 高希言.中国针灸辞典[M].郑州:河南科学技术出版社,2019.

[33] 张燕.中医疾病诊断与针灸推拿治疗学[M].天津:天津科学技术出版社,2020.

[34] 路侠.中医针灸手法技巧[M].长春:吉林科学技术出版社,2019.

[35] 孔庆雪.常见病推拿与针灸治疗[M].长春:吉林科学技术出版社,2020.

[36] 于继群.小儿厌食症运用推拿针灸治疗的研究进展[J].中国医疗器械信息,2020,26(20):26+52.

[37] 杨晓华,李古强.振动疗法在脑卒中康复的应用[J].中国康复,2021,36(5):313-316.

[38] 王倩,姚楠,胡利军,等.基于中医传承辅助平台探析针灸治疗小儿腹痛选穴规律[J].现代中医临床,2020,27(1):8-11.

[39] 冷福玉,杨柱,龙奉玺,等.温针灸治疗乳腺癌术后淋巴水肿现状[J].中医肿瘤学杂志,2019,1(4):63-66.

[40] 贺煜竣,宋伯骐,杨凌毓,等.《针灸大成》对咳嗽的论述及临床意义浅析[J].中国中医药科技,2020,27(4):669-671.